第二大脑

肠脑互动如何影响我们的情绪、决策和整体健康

[美] 埃默伦·迈耶（Emeran Mayer） 著

冯任南 李春龙 译

机械工业出版社 CHINA MACHINE PRESS

中国纺织出版社

图书在版编目（CIP）数据

第二大脑：肠脑互动如何影响我们的情绪、决策和整体健康/（美）埃默伦·迈耶（Emeran Mayer）著；冯任南，李春龙译 . —北京：中国纺织出版社：机械工业出版社，2018.11（2024.3 重印）

书名原文：The Mind-Gut Connection: How the Hidden Conversation Within Our Bodies Impacts Our Mood, Our Choices, and Our Overall Health

ISBN 978-7-5180-5612-5

I. 第… II. ①埃… ②冯… ③李… III. 大脑－关系－肠－健康－通俗读物 IV. ① R338.2-49 ② R574-49

中国版本图书馆 CIP 数据核字（2018）第 263946 号

第二大脑
肠脑互动如何影响我们的情绪、决策和整体健康

出版发行：机械工业出版社（北京市西城区百万庄大街 22 号　邮政编码：100037）

中国纺织出版社（北京市朝阳区百子湾东里 A407 号楼　邮政编码：100124）

责任编辑：姜　帆　　　　　　　　　责任校对：李秋荣

印　　刷：北京铭成印刷有限公司　　版　　次：2024 年 3 月第 1 版第 10 次印刷

开　　本：170mm×242mm　1/16　　印　　张：14.75

书　　号：ISBN 978-7-5180-5612-5　定　　价：59.00 元

客服电话：（010）88361066　68326294

目录

第二部分
直觉与肠道直觉 • 79

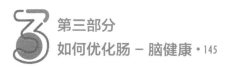

第三部分
如何优化肠 - 脑健康 • 145

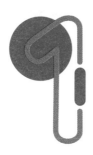

第一部分

我们的人体——
智能化的超级计算机

当考虑到肠－脑轴对大量信息的收集、存储、分析并且做出反应时，它是一台真正的超级计算机，而不是以前我们所以为的消化蒸汽机。

第 1 章

CHAPTER 1

大脑 - 身体的联系：真实的存在

1970 年，我还在医学院求学，那时医生们把人体比作由有限个独立零件组成的复杂机器。通常来说，只要悉心保养并提供充足的燃料，这台机器可以运行 75 年左右。比如一辆性能优异的汽车，只要未发生过重大事故或遭受不可逆的损害，它就可以良好地运转。根据这个原理，人们只要定期做体检就可以预防任何疾病。此外，药物与外科手术还可有效地治愈急性疾病，如传染病、意外损伤或心脏病。

然而，在过去的四五十年里，我们发现这种对人类健康的基本认识其实是错误的，而且旧的模式似乎不能为健康问题提供答案或治疗方案。当前的健康问题并不能简单地通过单一的器官病变或基因突变来解释。另一方面，我们也开始认识到：复杂的调控机制可以帮助我们的身体和大脑适应迅速变化的环境，反过来，这些调控机制也受到我们不断变化的生活方式的影响。这些机制作为一个整体存在，并非独立运行。它们不断调节着我们的食物摄入、代谢、体重、免疫系统，以及大脑的发育与健康。我们开始意识到生活在消化道中的微生物（即肠道微生物群）数量庞大，而且这些微生物群含有的大量基因（微生物组）可以产生信号转导分子，肠道、肠道微生物群与这些信号转导分子一起构成了整个人体调控系统的重要组成部分。

在本书中，我将以一个革命性的新视角来论述大脑、肠道以及生活在肠道中数以万亿计的微生物之间是如何相互联系起来的。特别要强调的是：我将重点讲述这些联系对于维持大脑与肠道健康所起的重要作用，当这种联系受到干扰时，对大脑和肠道健康状况所产生的不良影响，以及提出如何通过重建与优化肠－脑的联系使机体达到最佳健康状态的方法。

在医学院求学时，我并不完全认同传统的治疗方式。在研究了所有有关系统器官与疾病的机制后，我十分惊讶地发现在常见疾病中很少提及大脑及其可能对疾病的影响，比如胃溃疡、高血压或慢性疼痛等常见疾病。此外，我曾见过许多患者，即使他们在医院接受过很多次全面诊断检查，但仍未能查明病因。这些症状大多与身体不同部位的慢性疼痛有关，比如腹部、骨盆区域和胸部。因此，在大三的时候，也就是该开始写论文的时候，我想研究大脑如何与身体相互作用，以便更好地解释这些常见病。于是在几个月的时间里，我接触了几位来自不同专业领域的教授，我们大学的一位资深内科学教授——卡尔教授对我说："迈耶先生，我们都知道心理因素在慢性病中起着重要的作用，但是现在没有科学的方法可以解释清楚这种临床现象，当然你也无法就此撰写一篇完整的论文。"

卡尔教授的疾病模型和整个医学体系极其适用于急性疾病的治疗。这些急性疾病（包括感染、心脏病或如阑尾炎等外科急症）发病突然，持续时间较短，或两种情况兼有。由于可以成功治疗这些疾病，现代医学变得日益自信起来。应用强大的抗生素，就几乎可以治愈所有传染疾病；应用先进的外科手术技术就可以预防并治疗许多疾病；我们只需要清楚机体各个部分发挥功能的具体细节，通过移除或更换受损的部分就可以达到治愈疾病的目的。依靠着越来越多的新技术，我们的医疗保健系统乐观地认为：哪怕是最致命的疾病，比如癌症，最终都可以治愈。

1971 年，理查德·尼克松总统签署了国家癌症法案，自此西方医学又增添了一个新的内容与一个军事性的隐喻。于是，癌症成了国家公敌，而人体正是这场战斗的战场。在这个战场上，医生采取了焦土策略以清除癌细胞，并通过使用有毒化学物质、致命的辐射以及外科手术来增加战斗力去攻击癌细胞。医学已经成功采用类似的战斗策略来对抗传染病，通过施用广谱抗生素彻底消灭致病菌（抗生素可杀死或削弱许多种类的细菌）。在对抗癌症和传染病方面，只要可以取得良好的疗效，附带的损害与风险是完全可以接受的。

几十年来，机械式、军事化的疾病模型对于医学研究是这样设定的：只要能修复机体受损的部分，我们就认为这个故障得到了解决，而不需要了解它的根本病因。这种哲学理念在医学界应用很广泛。例如，使用 β 受体阻滞剂和钙离子拮抗剂阻断大脑到心脏和血管之间的异常信号治疗高血压；以及通过质子泵抑制剂抑制胃酸分泌过多以治疗溃疡和胃灼热。医学与科学向来不太重视大脑的功能障碍，然而大脑却是导致所有问题的首要原因。有时，如果最初的方法失败了，就要付出更多的努力以解决这个问题。例如，如果质子泵抑制剂没有治愈溃疡，通常就会切断整个迷走神经进行治疗（迷走神经是连接大脑和内脏的神经纤维的基本束）。

毫无疑问，这些治疗方法中有一些是非常成功的。多年来，对于医疗系统和制药行业而言，似乎没有改进这些治疗方法的必要，而对于预防疾病的发生，大众也未感受到强烈的紧迫感。特别是，似乎没有必要考虑大脑的突出作用，以及在压力或消极心态作用下大脑向身体发送的特殊信号。高血压、心脏病和胃溃疡的最初治疗措施逐渐被更有效的治疗手段所取代，这些治疗手段挽救了生命，减少了痛苦，也使医药行业获利。

但是今天，曾经的机械疾病模型正在土崩瓦解。传统的疾病模型是基于40年前的机械物体，如汽车、船舶和飞机，但这些机器当时并没有装备复杂的电脑，而今天电脑在机械设备中却发挥着核心的作用。甚至在飞往月球的阿波罗火箭上也只装备了简陋的计算设备，这种设备比苹果手机的运算能力要低几百万倍，只能比得上一台20世纪80年代得州仪器厂产的计算器！毫无疑问，过去的机械疾病模型不包括计算能力或智能。换句话说，这种机械疾病模型完全没有考虑到大脑在其中的作用。

与技术变革相伴随，我们用于理解人体的模型也发生了变革。随着计算能力呈指数式的增长，汽车已成为移动的计算机，它可以感测和调节其部件以确保其发挥适当的功能。不久的将来，汽车将无须人类操作就可以行驶。同时，随着越来越多信息的收集与处理，机械 - 发动机的老式模型已经被新的模型取而代之。对于治疗某些疾病，机械模型理论的确有效。但是，如果涉及对身体与大脑的慢性病的理解时，机械模型理论则捉襟见肘。

机械模型的代价

关于疾病，传统观点认为人体这台复杂的机械装置是由众多单独部件所组成的，它的故障可以通过药物或手术而修缮，此观点一直以来维系着医疗保健行业利润的持续性增长。自1970年以来，美国人均医疗保健费用增长了20倍。每年美国有将近20%的经济总产值用于承担这项巨大的费用。

但是在2000年，世界卫生组织发布的一份具有里程碑意义的报告指出：在191个成员国中，美国医疗保健系统成本排名第一，但在总体表现方面排名第 37 位，在健康总体水平方面排名第 72 位。更新的一份英联邦基金会的报告对美国医疗保健系统的评价也不高，美国医疗保健系统在 11 个西方国家中是人均最为昂贵的，比所有其他受调查国家大约高出两倍。与此同时，美国医疗体系的总体表现则排在最后一位。这份数据反映了一个残酷的事实：尽管美国在处理健康问题方面花费的资源越来越多，但在治疗慢性疼痛病症、肠 - 脑功能紊乱（如肠易激综合征）或心理疾病（如抑郁症、焦虑）或神经退行性疾病方面，我们的进步甚微。失败原因是不是因为我们用来理解人体的模型已经过时了呢？越来越多的综合健康专家、功能医学医师，甚至传统的科学家都同意这个假设。然而人体模型的变革仅仅是初露端倪。

神秘衰弱中的健康

未能有效地治疗的许多慢性疾病，包括肠易激综合征、慢性疼痛和抑郁症，也不只是因为传统和基于疾病模型的缺陷。自 20 世纪 70 年代以来，我们也同样目睹了大众健康所面临的新挑战，包括肥胖症和相关代谢紊乱、自身免疫性疾病（如肠炎、哮喘和过敏），以及与发育和老化有关的大脑疾病（如自闭症、阿尔茨海默病和帕金森病）。

例如，美国的肥胖患病率已从 1972 年的 13% 逐渐增加至 2012 年的 35%。目前，1.547 亿美国成年人处于超重或肥胖状态，这些患者包括 17% 的 2 ～ 19 岁的儿童、青少年，或者说每 6 个美国儿童、青少年里就有 1 个处于超重或肥胖状态。每年至少有 280 万人因为超重或肥胖而死亡。在全球，44% 的糖尿病、23% 的缺血性心脏病和 7% ～ 41% 的某些癌症归因于超重或肥胖。如果肥胖的流行趋势继续持续下去，那么治疗肥胖相关疾病患者的费用预计会增加到令人震惊的数字——每年 6200 亿美元。

　　我们仍在努力寻找这些新的健康问题突然飙升的原因，对于大多数疾病来说，我们还没有行之有效的解决办法。虽然美国人的寿命与许多其他发达国家相当，但在生命最后的时日里，我们在身体和精神健康方面的状况却远远落后。也就是说，我们是以降低生命质量的代价来换取生命期限的。

　　鉴于这些挑战，现在是时候更新我们当前的人体模型了，从而了解人体究竟是如何工作的，如何能使其保持最佳的运转状态，以及当身体生病时如何安全有效地治疗疾病。我们再也不能承担由于使用过时的人体模型所带来的沉痛代价以及累积性的损害了。

　　到目前为止，在维持整体健康的方面，我们在很大程度上忽略了两个最复杂且最关键的系统：肠道（消化系统）与大脑（神经系统）。肠道 - 大脑之间的联系绝非虚构，它是生物学的事实，更是理解我们身体整体健康的重要突破口。

消化系统就是一台超级计算机

　　几十年来，我们是基于人体机械模型来理解消化系统的。我们把肠道看作一部老式机器，它是根据 19 世纪的蒸汽机原理发挥功能的。我们进食、咀嚼和吞咽食物，然后胃利用机械挤压力在浓盐酸的辅助下分解食物，将均匀的糊状食物挤压进入小肠，在小肠内吸收能量与营养成分，将未消化的食物排入大肠，大肠处理并排泄剩下的食物残渣。这种工业时代对肠道的类比易于理解，也影响了几代医生，包括今天的胃肠病医生与外科医生。根据这一观点，消化道内功能失常的部位可以轻易地被修好或切除，也可大幅度重新安装肠道来达到减重的目的。我们已经越来越擅长于这些人为干预手段，甚至可以利用内窥镜技术来替代手术进行这类治疗。

　　但是事实却证明，这种模式过于简单粗暴。尽管医学仍然认为消化系统很大程度上是独立于大脑的，可是现在众所周知这两个器官之间有着千丝万缕的联系，肠-脑轴的概念则恰恰反映了这种联系。基于这个概念，消化系统比我们过去认为的要精巧复杂得多，功能也强大得多。最近的一些研究发现，肠道与肠道微生物群之间密切的相互作用可以影响我们的基本情绪、疼痛敏感度、社会交际，甚至引导我们做许多的决策——绝不只是影响我们的食量与对于食物的喜好。当我们做某些重要的人生决定时，肠道与大脑之间复杂的沟通就会发挥作用，而这恰恰用神经生物学的术语印证了"肠直觉"的普遍说法。

　　不只是心理学家应该对肠道与大脑间的联系感兴趣，因为这种联系不仅仅存在于我们的大脑里。肠道与大脑之间的联系是可见的，存在着解剖学上的联系，还可通过血液循环促成生物通信讯号的传递。在深入探讨之前，让我们先回顾一下，请您仔细看看我所指的"肠道"是什么——你的消化系统是一个远比简单的食品加工机器更加复杂的系统。

　　肠道的某些能力完胜所有其他器官，甚至可与大脑媲美。它有自己独立的神经系统，在科学文献中被称为肠神经系统（enteric nervous system，ENS），或经常被媒体称为"第二大脑"。这个第二大脑是由5000万～1亿个神经细胞组成的，与脊髓的神经细胞数量相当。

　　肠内的免疫细胞占身体免疫系统的绝大部分。换句话说，更多的免疫细胞生活在你的肠道壁内，而不是在血液循环或骨髓中。这些细胞聚集在这个特定部位有着一个合理的原因，那就是因为这些部位会接触到我们所摄入食物中的许多潜在致病微生物。当我们意外地摄入受污染的食物或饮水时，致病微生物会入侵消化系统，肠道免疫防御系统能够识别并消灭特定种属的致病微生物。更神奇的是，在完成这项任务时，肠道免疫系统是在亿万个有益的肠道微生物的海洋中识别出少量潜在致病微生物的。完成这项艰巨的任务就是要确保我们可以与肠道微生物群维持一个完美和谐的共生状态。

肠道内分布着大量的内分泌细胞，这些特定的细胞中含有 20 多种不同类型的激素，需要时可以释放到血液系统中。如果把这些内分泌细胞堆放在一起，它们的体积会比所有其他的内分泌器官（性腺、甲状腺、脑垂体和肾上腺）加起来都大。

肠道还是人体血清素的最大储存库。人体 95% 的血清素储存于肠道内。血清素是一种信号分子，它在肠－脑轴的功能中起着至关重要的作用：它不仅对于正常的肠道功能至关重要（如消化道的协调收缩使食物通过消化系统），而且在基本的生命功能中也起着重要的作用（如睡眠、食欲、疼痛敏感、情绪以及总体幸福感）。因为它广泛参与到大脑系统调节中，这种信号分子是多数抗抑郁药（血清素再摄取抑制剂）的主要靶点。

如果我们肠道的唯一功能就是负责消化，那为什么它会配置无比集中的特定细胞种类和信号系统呢？这个谜团的答案之一可能是我们了解甚少的肠道的一大特点，那就是它的主要功能还是一个巨大的传感器，表面积甚大。若把肠道展开，它可以有篮球场那么大，上面折叠分布着成千上万的小型传感器，可以编码大量的信息。这些信息以信号分子的形式包含在食物中，例如从甜到苦、从热至冷、从辛辣到清淡等。

肠道通过大量的神经束与大脑连接，信号通过神经束信号通道可以进行双向传递；肠道还可利用血液循环的信号通道与大脑联络：激素和炎症信号分子可由肠道产生并传递给大脑，也可以由大脑产生传递给肠道中的各种细胞，例如平滑肌细胞、神经细胞和免疫细胞等，通过信号传递改变其功能。到达大脑的很多肠道信号，不仅会产生肠道的感官反应，如饱餐后的满足感、恶心或不适感和幸福感；同时也会触发大脑反应，输出信号返回至肠道，产生不同的肠道反应。同时大脑也不会忘记这些感觉。大脑会将这些肠道感觉的大量数据储存起来，以备将来在大脑做决策时进行调用。肠道的感觉不仅会影响我们吃什么、喝什么，而且也会影响我们选择和谁在一起，以及我们作为工人、法官或领导者处理重要信息的方式。

肠道和大脑通过双向信号传导通路密切联系，这些信号包括神经、激素和炎症分子（图1-1）。肠道中产生丰富的感觉信息传达到大脑（肠道感觉），大脑发送信号回到肠道（肠道反应）进而调整其功能。这条通路的紧密联系对情绪的产生和肠道功能的状态起到重要的作用，两者之间的联系是错综复杂的。

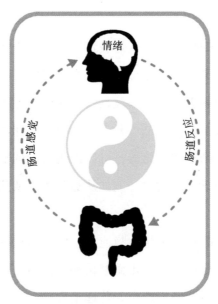

图1-1　肠道与大脑之间的双向联系

在中国哲学中，阴与阳的概念表达了对立或相反的力量互相补充又相互关联的思想，以及它们如何通过相互作用构成一个统一的整体。

如果将阴阳的概念应用于肠－脑轴，我们可以把肠道感觉视为阴，肠道反应视为阳。肠道感觉与肠道反应就像是阴阳，代表同一整体——肠－脑联系的两个互补的方面，在我们的健康、情感，以及做出直觉决定的能力方面都起着至关重要的作用。

肠道微生物的黎明

在过去的几十年里，虽然鲜有人重视肠道－大脑相互作用的研究成果，但是近年来肠－脑轴已经成为研究热点。这种转变很大程度上是有关肠道微生物的知识与数据爆炸式增加的结果，我们现在知道生长于肠道内的细菌、古生菌、真菌和病毒被称为肠道微生物。即使微生物的数量远远超过人类（仅肠道内的微生物数量就比地球上的人类总数多 100 000 多倍），我们却意识不到它们的存在。当荷兰科学家安东尼·范·列文虎克（Antonie van Leeuwenhoek）在 300 年前对显微镜做出了突破性的改进之后，人类才认识到还有微生物的存在。当列文虎克通过显微镜观察到牙齿碎屑中活的微生物时，他给这些观察到的生命体命名为"微动物"。

在人类能够识别与描述这些微生物的特性后，巨大的技术变革便发生了，而其中大部分的进展就发生在过去十年里。人类微生物组学计划在此惊人的科学进步中发挥了重要的作用。这是美国国立卫生研究院在 2007 年 10 月启动的一个项目，其目的是识别和描述在人体内与我们共存的微生物的特征。这个项目旨在了解人类遗传和代谢全貌中的微生物组成部分，以及它们如何影响人类正常的生理机能和疾病的易感性。

在过去的十年里，肠道微生物组学的研究已经涉及几乎所有的医学专业，甚至包括精神病学和手术学等专业。微生物群体在我们的世界中无处不在，包括植物、动物、土壤、深海喷口以及上层大气中。科学家对微生物如此的着迷，研究的范围也扩展到了栖息于海洋、土壤和森林中的微生物。2015 年白宫甚至召集各地的科学家参与研究微生物如何影响地球的气候、食品供应和人类的健康。在撰写本文时，时任美国总统巴拉克·奥巴马计划于 2016 年 5 月 13 日宣布全国微生物组学计划，它类似于 2014 年早期的脑计划，该计划将数十亿美元的投资用于人类大脑的研究。

我们人类受益于微生物，这些益处对健康有着深远的影响。有关这些益处的确切发现包括：帮助消化肠道无法处理的食物成分，调节身体的新陈代谢，以及对我们从食物中摄取的有害学物质实施处理和解毒，训练和调节免疫系统，以及预防有害病原体的入侵和增殖。从另一角度来说，肠道微生物（肠道微生物群及其集体的基因与基因组）的紊乱和改变与多种疾病有关，如炎症性肠病、抗生素相关性腹泻，以及哮喘，这种紊乱和改变甚至对自闭症谱系病与大脑的神经退行性疾病（如帕金森病）有重要作用。

在新技术的帮助下，我们发现并描述了皮肤、脸、鼻孔、嘴、唇、眼睑，甚至牙齿之间的不同微生物群体的特征。而胃肠道，特别是大肠，是微生物种群存在最多的部位。超过 100 万亿的微生物生活在黑暗并且几乎无氧的人类肠道环境中，如果把人的红细胞数目也包含在内的话，微生物的数量大约与人体所有细胞的总数相同。这意味着，人体或体表的细胞仅有 10% 实际上是属于人类的。如果算上人体的红细胞，这个数字可能接近 50%。如果把所有的肠道微生物放在一起组成一个器官，它会重达 2 ～ 6 磅，与 2.6 磅重的大脑相当。基于这个比较，有些人已将肠道微生物群称为一个"被遗忘的器官"。1000 个肠道微生物种群含有超过 700 万个基因，或者说每一个人类基因对应 360 个肠道微生物基因。这意味着，只有不到 1% 的人类微生物整合基因（所谓的"全基因组"）实际上是来源于人类的！

在人的一生中，肠道微生物的多样性及丰富性都是在不断变化的（图1-2）。在生命的头三年里，我们正在逐步建立一个稳定的肠道微生物群，这时肠道微生物的多样性较低，在成年后其水平达到最高，之后会随着年龄的增长而降低。低多样性的幼年期正是神经发育障碍脆弱的窗口期，比如自闭症和焦虑，而低多样性的晚年期与神经退行性疾病的发生相一致，如帕金森病与阿尔茨海默病。由此推测，这些低多样性状态可能是这些疾病发生的危险因素。

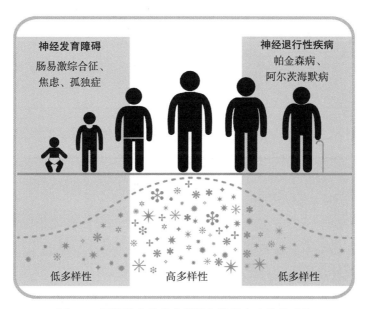

图1-2 肠道微生物的多样性与脑部疾病的易感性

这些基因不仅赋予了微生物生产分子的巨大能力，它们通过这些分子与我们交流，还赋予了微生物强大的可变异能力。肠道微生物群在人与人之间差异非常大，没有两个人的肠道微生物群在数量和种类方面是完全相同的。肠道微生物的存在取决于很多因素，包括遗传基因、你母亲的微生物群（我们所有人都会在一定程度上继承这些），还有你的家庭其他成员携带的微生物、你的饮食，以及我们即将在本书中讨论的内容——你的大脑活动与心理状态。

为了充分掌握微生物在我们身体内发挥的巨大作用，我们应该了解它们的来源，以及如何与我们人类联系起来。这个进化故事已经成为马丁·布莱泽（Martin Blaser）所写的《消失的微生物》（*Missing Microbes*）一书中的一个精彩片段：

> 大约30亿年前，细菌是地球上唯一存在的生命。它们占领着每一片土地、空气和水域，进行着化学反应，为多细胞生物的进化建立了生存条件。慢慢地，在漫长的时间里通过反复尝试与失败，它们创造了许多复杂而有效的反馈系统，其中包括迄今为止支持着地球上所有生命的最有效的"语言"。

我们知道关于肠道微生物群的一切都是对传统科学的挑战，这是它在科学和媒体领域引起如此之多的关注和争议的一个原因。这也是有人对微生物的影响提出更深入、更具哲学色彩问题的原因：人类的身体仅仅是微生物存活的一个载体吗？是微生物在操纵我们的大脑，以此来寻找它们最适合的食物吗？非人类细胞数量超过人类数量的事实是否会改变我们对人类本身的概念呢？

这样的哲学推测令人着迷，但并没有被科学所证实。然而，到目前为止，人类微生物组学在最近十年的科学发现同样有深刻的影响。虽然我们处于迅速展开的科学发现之旅的起点，但是我们已经不再认为自己是唯一的进化而来的智能生物，不再认为自己不同于地球上其他的生物了。就像16世纪的哥白尼式革命从根本上改变了我们对地球在太阳系中位置的理解，以及达尔文在19世纪提出的进化论已经永远改变我们在动物王国的位置一样，人类微生物组科学又迫使我们重新审视我们在地球上的位置。根据新的微生物组学研究，人类是真正的超生物体，由紧密相关联的人体和微生物所组成，为了生存，两者不可分割且相互依赖。最重要的是微生物成分远大于人体，并对这个超生物体的贡献极大。因为微生物成分通过一个共享的生物通信系统与其他微生物进行紧密的联系，包括生活在土壤、空气、海洋的微生物组，以及与几乎所有其他生物共生的微生物，人类就是这样与地球的生命网紧密地联系在一起的。人类 - 微生物超生物体的新概念对我们理解人类在地球上的角色，以及健康和疾病的许多方面显然有深远的影响。

当肠 - 微生物 - 脑轴失衡时

任何健康的生态系统都具有抵抗损害与干扰，以及保持与恢复其稳定的能力。维持生态系统健康的主要因素是生态系统中生物的多样性和足够的数量。这个规律也适用于我们肠道微生物的生态系统。越来越多的证据表明，肠道微生物在肠道功能紊乱情况下，它们的健康稳定状态会失衡（这种状态称为生态失调）。生态失调最严重和最具特点的状态之一就发生在少数使用抗生素治疗的住院患者中，他们在使用抗生素进行治疗后，便发生了严重腹泻和肠道炎症。当广谱抗生素治疗大大减少正常肠道微生物群的多样性和数量时，由于病原体梭状芽孢杆菌的入侵，患者随之会发生梭状芽孢杆菌肠炎。另外，结肠炎可通过重建受损的肠道微生物组的构成而快速治愈，这进一步证明了肠道微生物多样性对肠道健康的重要性。目前对这些患者来说，唯一的恢复肠道微生物多样性的可行办法是将完整的来自健康捐赠者的粪便微生物群转移进肠道受损患者的体内。这种治疗称为粪便微生物移植疗法，它几乎可以奇迹般地重建患者自身微生物的组成。随后我们将在这本书中更多地介绍这种新型的治疗方法。

　　然而，生态失调状态的程度与具体作用在其他慢性肠道疾病（如溃疡性结肠炎、克罗恩病或肠－脑紊乱肠易激综合征）的病理生理过程中并不完全解释得通，许多问题仍然存在。全球有高达 15% 的人患有肠易激综合征的主要症状，即排便习惯改变以及腹部疼痛与不适。一些研究已经在探索改变一小部分患者的肠道微生物群落，但是还不清楚哪一种用于恢复这些肠道微生物群平衡的治疗方法（包括抗生素、益生菌、特殊饮食或粪便微生物移植）能够在个体患者身上起到最好的治疗效果。

微生物的新兴作用

　　在几年前，这可能听起来就像科幻小说，但是最新的科学研究证实了我们的大脑、肠道以及肠道微生物通过一个共享的生物语言系统相互联系。这些看不见的生物是如何与我们交流的呢？我们如何才能听见它们，以及如何与它们交流呢？

　　微生物不仅仅栖息在肠道内，许多微生物生存在极薄的一层黏液与细胞上，它们包裹着肠的最内层。在这个独特的栖息场所中，微生物与肠道的免疫细胞及大量的细胞传感器（编码肠道的感觉）融为一体。换句话说，它们就紧密地栖息在我们体内主要的信息收集系统之中。这个位置让它们得以监听大脑发送给肠道的信号：你的紧张、快乐、焦虑或怒火，甚至即使你还没有完全意识到的情绪，它们也能感受到。但是它们绝非仅仅是聆听。这听起来可能令人难以置信，你的肠道微生物最有可能影响你的情绪，因为它们会通过生成和调节肠道的信号返回传输给大脑。因此，源于大脑中的情绪会影响到肠道，肠道微生物随之产生信号，这些信号反过来回传给大脑，增强情绪状态，有时甚至会延长情绪状态的持续时间。

当第一批关于这个主题的出版物发表——主要是动物研究——大约是 10 年前了，我对这些结果及其影响是持怀疑态度的，它似乎与传统医学的观点相悖。然而，在洛杉矶的加利福尼亚大学，柯尔斯顿·蒂利希（Kirsten Tillisch）领导我的研究小组完成了我们对健康人的项目研究后，我们确认了那些动物研究结果的真实性，我也下定决心进一步探索肠道微生物群与大脑之间的相互作用是否可以影响潜在的情绪、社交，甚至我们决策的能力。微生物平衡是否是心理健康的先决条件呢？当肠道与大脑之间的这些联系被改变时，是否能增加人类患慢性大脑疾病的风险呢？这些都是非常好的问题，不论对于科学家，还是一个普通人都是如此：鉴于许多脑部疾病对人类造成的痛苦和飙升的医疗保健费用，我们越来越迫切需要更好地了解肠道－大脑的联系。

自闭症谱系障碍的患病率连年急剧升高，从 1966 年在 10 000 个 8 岁儿童中就有 4.5 个患者，到 2010 年已经上升到每 68 人中就有 1 个儿童患病。2014 年美国健康调查的最新数据显示，2.2% 的美国儿童在童年被诊断为自闭症谱系障碍，这表明目前在美国儿童中每 58 人中就有 1 人患此病。虽然一部分患病率的增加可能是由于对自闭症谱系障碍进一步的认识及其诊断标准的变化，但是这些证据也表明，目前自闭症谱系障碍患病率已是过去 10 年的两倍之多。

与我们的肠道微生物群的变化有关的其他疾病，包括自身免疫和代谢紊乱疾病，也如自闭症谱系障碍的患病率一样，正在迅速上升。随着研究的进展，我们发现了一些新的流行病的相似之处，据此提出了共同的关键性机制，这个机制正与我们的肠道微生物群在过去 50 年中发生的变化有关。肠道微生物变化的原因可能是我们的生活方式与饮食习惯的改变，以及抗生素的广泛使用。最近的动物研究支持这种推论。并且，最近应用特定益生菌和粪便微生物移植的临床试验也已开始直接检验肠道微生物群与行为异常之间的联系。

神经退行性疾病的患病率也在上升。在发达国家，每 100 个 60 岁以上的老人就有 1 人患帕金森病，在美国至少有 50 万人患此病，每年约有 50 000 个新发病例确诊。据估计，帕金森病的病例数量到 2030 年将会翻倍，而疾病真实的患病率很难估计，因为只有在病情发展到一定程度后，才能通过典型的神经系统症状和体征进行诊断。事实上，最近的研究表明，在出现帕金森病的典型症状很早之前，肠神经系统就出现了典型的帕金森病样退行性神经病变，随着疾病的发展，患者的肠道微生物组成也发生了变化。

与此同时，2013 年多达 500 万美国人患有阿尔茨海默病，到 2050 年这个数字预计将增长近 3 倍，即 1400 万人。与典型的帕金森病的发病年龄相似，阿尔茨海默病的症状初次出现是在 60 岁以后，同时发病风险随着年龄的增加而增加。当年龄超过 65 岁后，患者的数量将每 5 年翻一番。阿尔茨海默病带来的经济损失巨大，而且如果按照目前的趋势继续下去，到 2050 年经济损失将迅速增长到每年 1.1 万亿美元。肠道微生物功能的长期改变是否在这两种神经退行性疾病中发挥了作用，从而使这两种疾病在大致相同的年龄发病呢？

肠道微生物也与抑郁症相关，抑郁症在美国是导致残障的第二大原因。治疗抑郁症最常使用药物是选择性血清素再摄取抑制剂，如百忧解、帕罗西汀以及西酞普兰。这些药物提高血清素信号系统的活性，精神医学一直认为这个系统只存在于大脑。然而，今天我们知道，人体 95% 的血清素实际上是在肠道的特定细胞中，而这些包含血清素的细胞会受到多种因素影响，包括我们吃的东西、某种肠道微生物释放的化学物质，以及大脑传递给肠道细胞的信号，从而告诉它们关于我们情绪状态的信息。值得注意的是，这些细胞与感觉神经紧密连接，可将信号直接反馈到大脑的情绪调节中心，使其成为肠－脑轴内的重要枢纽。因为其关键作用，肠道微生物及其代谢产物在抑郁症的发展过程中可能发挥着重要却不为人知的作用，它们还可能影响抑郁症的严重程度以及病程长短，如果在对照研究中可以证实，那么就有机会研发更有效的治疗方法，包括具体的饮食干预措施。

在本书中，我们将着眼于新的证据，开始将一些最严重的脑部疾病以及一些最常见的肠－脑疾病与肠道微生物和大脑交流的变化联系起来；将生活方式和饮食习惯对这种交流联系的影响联系起来。

人如其食——关注你的肠道微生物

让·安泰尔姆·布里亚－萨瓦兰（Jean Anthelme Brillat-Savarin）是一位法国律师、医生，也是一本在 19 世纪味觉生理学方面颇具影响力的书籍的作者，他曾经写道："如果告诉我你吃什么，那我就能告诉你你是谁。"萨瓦兰奶酪和萨瓦兰奶油蛋糕就是以这位豪华美食家命名的，他对饮食、肥胖以及消化不良之间的关系提出了一些深刻的早期见解。但早在 1826 年，当他写那本书的时候，他可能还不知道肠道微生物的调节是如何影响心理健康和重要的大脑功能的。事实上，肠道微生物群定居在我们的肠道和神经系统之间的交界处，处于关键位置的肠道微生物将我们的身心健康与我们的饮食建立联系，进而将我们的感受和情绪与食物的加工联系起来。

你的肠道微生物每时每刻都在收集有关你的食物与环境的信息，肠道每时每刻都在工作，即使是你进入睡眠的时候它也还在工作。这些收集的信息大部分是发生在胃与小肠起始段的，在这里只有少量的微生物生存，产生肠－脑的对话较少。而在大肠中数以万亿计的微生物由于消化剩余的食物而产生大量分子，这在肠－脑对话过程中的作用则不可同日而语。通过动物实验，我们知道，如果生活在一个没有致病因素的环境中，没有肠道微生物的情况下，生命是可以维系的，消化作用和营养物质的吸收过程也能进行。然而，我们现在知道像小鼠、大鼠，甚至马这样的无菌实验动物，它们的大脑发育会明显改变，特别是参与情绪调节的大脑区域。在这样一个无菌环境中生长会严重影响大脑的生长发育。

　　肠道微生物的健康取决于你所吃的食物，在生命初期它们会对某些食物有所偏好。然而，不管最初的偏好如何，未来它们几乎能够消化一切你提供给它们的食物，无论你是杂食者还是鱼素主义者。不管你喂给它们什么，它们都将使用存储在它们基因中的大量信息，将部分消化的食物转换为大量代谢产物。尽管我们才刚刚开始了解这些代谢物对我们身体的影响，但我们已经知道其中的一部分可以深远地影响消化系统，包括它的神经细胞和免疫细胞。其他的一些代谢产物则进入血液中并参与远距离的信号传递，影响包括大脑在内的每一个器官。像这样经微生物产生的一些分子有特定的诱导炎症作用，会诱导它的靶器官产生慢性炎症，这涉及肥胖、心脏病、慢性疼痛，以及大脑的退化性疾病。这些炎症分子和它们对特定大脑区域的影响很可能是我们进一步理解许多人类脑部疾病的主要线索。

这门新科学对健康意味着什么

　　毫无疑问，对于科学家和媒体，肠－脑联系的新兴科学在最近几年里一直是热议的话题。谁会相信将性格"外向"大鼠的肠道微生物群的粪便颗粒转移给"胆小"大鼠，这可以改变"胆小"大鼠的行为，使其表现得更像提供粪便颗粒的"外向"大鼠呢？或者做一个类似的实验，将一只肥胖并且胃口大的大鼠的粪便及其微生物移植到一只瘦大鼠身上，瘦大鼠会变成暴饮暴食的大鼠吗？或让健康的女性连续 4个星期摄入富含益生菌的酸奶，她们的大脑对负面情绪刺激的反应会下降吗？

相互协调的肠－微生物－脑系统及其与我们所吃食物的紧密联系的新兴知识揭示了情绪、大脑、肠道以及肠道微生物是如何相互作用的。这些相互作用可使我们遭受越来越多的疾病的侵害，也可以帮助我们保持最佳的健康状态。但更具革命性的是，我们现在正在建立对疾病、健康、心理健康的全新认识，这都基于我们身体的生态观，强调由于肠道和大脑的相互联系，人体具有抵御疾病的稳定性和抵抗力。

这种新的认识将要求我们对卫生保健系统提出更多的需求。曾经认为身体是一台由独立的部分组成的复杂机器，我们需要从这种主导但过时的想法中跳出来，转向新的认识，即人体是一个高度相互联系的生态系统，通过其生物多样性创造了稳定性和抵御侵袭的能力。正如一位著名微生物学家所言，我们还需要停止对单个细胞或微生物宣战，并开始把我们的肠道微生物看作友好的"公园管理员"，它们有助于保持复杂的生态系统的生物多样性。这个模式的转变对维持我们的肠道健康，乃至我们的整个人体健康，以及抵御疾病来说是至关重要的。如此全新的认识可能揭示治疗和预防威胁数百万人的常见疾病的新途径。

现在是让我们成为自己内部生态系统、身体以及心灵的工程师的时候了。成为你自己的生态系统工程师，你首先需要了解你的大脑如何与你的肠道进行交流，你的肠道又是如何与你的大脑相联系以及你的肠道微生物如何影响这种相互作用的。在接下来的内容中，我们将看到关于这些通信系统的最新科学发现。如果我写得够好，那么在看完本书后，你将会以一种全新的方式看待自己和周围的世界。

第 2 章

大脑是如何与肠道交流的

想象你正驾车行驶在高速公路上，有一个驾驶员紧跟着行驶在你后面，然后突然加速，转到你前面又猛踩刹车。你猛踩刹车，试图避开他，这直接导致你冲入另一个车道。然后你看见他在朝你笑。接着你的颈部肌肉就会紧张起来，下巴收紧，嘴唇紧抿，眉头也皱了起来。坐在副驾驶位置上的伴侣马上就注意到了你发怒的表情。而当你感到很沮丧的时候，周围的人都会注意到你拉长的脸与阴沉的目光。

对我们来说，从其他人的面部观察到这个人的情绪变化是一种与生俱来的能力。这种技能超越了语言、种族、文化、国籍甚至物种的界限，因为我们都可以辨认出狗的愤怒或猫的惊恐。人类天生可以轻松地识别各种情绪并相应地调节我们的反应。你能表达出如此清晰多变的情绪是由于你的大脑对面部的许多肌肉发出了不同的信号模式，这意味着每一种情绪都有相应的面部表情。你周围的人瞬间就能够读懂你的面部表情。我们每个人的面部表情都是一目了然的。

但是我们完全看不到情绪在肠道的表现。当你驾车愤怒时，你的大脑同样对消化系统发射出一个特定模式的信号，就像它对你的面部肌肉做的那样；消化系统也会做出强烈的反应。当你对挡在你行驶道路上的司机感到愤怒时，你的胃部会开始剧烈地收缩，这会增加胃酸的分泌以及减慢你早餐吃的炒蛋的消化过程。与此同时，你的肠道会扭曲并分泌黏液及其他消化液。当你焦虑或沮丧时，你的肠道会产生相似但不同的活动模式。当你情绪低落的时候，你的肠道几乎不动。事实上，我们现在已经知道肠道可以反映大脑中的每一种情绪。

情绪密切地反映在一个人的面部表情上。我们胃肠道的不同区域也会表现出相似的情绪反应，这些情绪反应都受到边缘系统产生的神经信号影响（图 2-1）。到达消化系统的上下部分的信号，可以产生同步或相反的作用。实心白色箭头表示胃肠收缩的增加或减少，胃肠收缩与特定的情感有关。

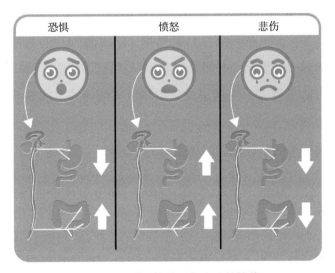

图 2-1　肠道是情绪面部表达的镜像

这些大脑环路的活动也影响其他器官，对每一种你感受到的情绪产生协同反应。例如，当你感到有压力时，心跳加速，脖子与肩膀的肌肉收缩，而当你放松时，这些反应则相反。但是大脑与肠道的联系还不同于其他器官，这种联系更加广泛和紧密。正是因为人们总能感觉到情感对肠道的影响，所以我们对此有丰富的语言表达方式。每次你感到胃绞在一起时，你处于一段肝肠寸断的经历中时，或者你觉得胃里翻江倒海时，都是你的大脑的情感产生环路所导致的。情绪、大脑和肠道之间有一种独特的联系。

一位肠道反应异常的患者就医，如果内窥镜检查没有发现更严重的问题，如肠道炎症或肿瘤，医生通常会忽略患者症状的重要性。医生因为无法提供有效的缓解办法而感到沮丧，他们会倾向于推荐特殊饮食、益生菌，或药物以纠正不正常的排便习惯，但并不会应对肠道反应的真正原因。

如果有更多的医生和患者意识到肠道实际上是一个情绪表演的剧场，那么这样的表演也许就不太可能成为患者痛苦的闹剧了。近15%的美国人患有某些异常的肠道反应，包括肠易激综合征、慢性便秘、消化不良、功能性胃灼热等，这些都属于肠−脑轴功能紊乱。这些人的症状包括恶心、腹鸣、肿胀，以及难以忍受的疼痛。令人惊奇的是，大多数患有肠道异常反应的患者并不知道他们的肠道问题其实反映的是他们的情绪状态。

更令人惊奇的是，他们的医生也不知道。

呕吐不止的男人

作为胃肠病学家，我在漫长的职业生涯中见过许多患者，可是比尔却让我记忆犹新。当比尔和他52岁的母亲一起来到我的办公室时，他才25岁，也很健康。令人惊讶的是，他的母亲开始与我交谈："我真的希望您能够帮助比尔。您是我们最后的希望了，我们现在都要绝望了。"

在那之前的8年里，比尔由于极度的胃痛和呕吐不止的症状在急诊室里度过了无数个小时。在最艰难的时期，他每星期要去好几趟急诊室。然而，通常情况下急诊室的医生会给他开止痛药和镇静剂以缓解他的不适，但似乎没有人知道他究竟为什么会这样。更糟糕的是，一些医生给他贴上了药瘾患者的标签，因为在诊断性测试中，他们没有找出与比尔症状严重程度相对应的疾病。

比尔也去找过一些胃肠道专家，并进行了大量的诊断性检查，但是也没有找到他痛苦症状的病因。持续的疼痛和呕吐迫使他从大学辍学并搬回他父母那里住。

他的母亲是一位女企业家。由于比尔的医生没能准确诊断比尔的病症，他的母亲感到很沮丧，所以她开始在网上寻求答案。"我认为他具备所有周期性呕吐综合征的症状。"她告诉我。

作为比尔的医生，我想自己亲自来研究一下这个病例。

这些症状经常与肠－脑紊乱伴随发生，许多不寻常的理论试图解释周期性呕吐综合征的独特症状。但基于数十年来我的团队与加州大学洛杉矶分校的其他几个研究小组已经完成的研究，我认为最合理的解释是这种夸张的肠道反应是由触发大脑中过于活跃的应激反应而引发的。

患有周期性呕吐综合征的患者，通常是由于紧张的生活而引起疾病的发作。各种看似无关的刺激，包括剧烈运动、月经、暴露于高海拔地区，或者仅仅长期的心理压力都足以导致身体失衡而引起呕吐的发作。当大脑（不一定是我们有意识的大脑）预感到这种威胁，它就会发送信号给下丘脑（下丘脑是大脑的一个重要的区域，协调我们所有的生命机能），加快一种关键压力分子的释放。这种关键压力分子为促肾上腺皮质激素释放因子（corticotropin-releasing factor，CRF），促肾上腺皮质激素释放因子起到总开关的作用，向大脑（和身体）发送指令进入应激反应模式。这种疾病患者的症状可能需要几个月甚至几年便可完全消失，而他们的促肾上腺皮质激素释放因子系统总是处在活跃的状态。当他们经历额外的压力时，又会导致症状的复发。

促肾上腺皮质激素释放因子水平足够高时，它会将身体内的每个器官和细胞（包括肠道）切换到应激模式。我在加州大学洛杉矶分校的同事伊薇特·塔希（Yvette Tache），压力诱导的肠-脑相互作用方面的专家，在一系列巧妙的动物实验里揭示了促肾上腺皮质激素释放因子诱导身体产生的许多变化。

　　对于任何人体正常平衡状态的干扰（例如压力），大脑会发起协同的反应，旨在保证生物体的健康与生存。促肾上腺皮质激素释放因子是开启应激反应的化学总开关。它由下丘脑分泌并作用于紧密相邻的大脑区域。在大脑内由于压力诱导产生的促肾上腺皮质激素释放因子与身体内上升的应激激素（如皮质醇和去甲肾上腺素等）水平密切相关。这个过程还会刺激肠道的应激反应，影响肠道微生物群的组成和活性（见图 2-2）。

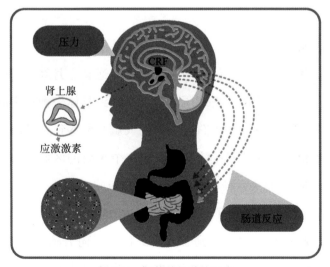

图 2-2　应激时肠道的反应

在大脑中，促肾上腺皮质激素释放因子水平上升会引发焦虑，同时使人们对一系列的感觉更为敏感，包括来自肠道的信号，例如剧烈的腹部疼痛。肠道自身的收缩加强，排空内容物，进而导致腹泻。胃的活动减缓，甚至逆转向上排空其内容物，即呕吐。肠道壁通透性增加，结肠分泌更多的水和黏液，流经胃和小肠的血液也大量增加。

在比尔的病例中，有关他症状的几个关键问题帮助我做出了诊断。我问比尔，在他一次又一次的呕吐之间是否有完全没有任何症状的时候，事实的确如此。我问他和他的母亲是否有偏头痛、与遗传有关的慢性疼痛障碍、周期性呕吐综合征相关的家族史。事实上，他的母亲和祖母都患有偏头痛。

"你在疾病快要发作之前有什么样的症状？"我问。比尔告诉我，疾病发作之前通常有大约 15 分钟的紧张焦虑、出汗、双手冰冷、心跳加速——在他身体内出现了应激反应的所有症状。更重要的是，这些症状在早上很早就会把他吵醒——这是该综合征的另一个识别特征（这个特征可能是由于每天中枢应激系统活动增强引起的）。洗个热水澡或吃一片安定药就可能防止疾病的发作，但在大多数时候却并没有帮助。"一旦开始呕吐，便不能停止，我就必须赶快到急诊室。"

"在急诊室里发生了什么？"我问。比尔告诉我，他的医生很不情愿地给了他麻醉止痛药，这个药物通常会让他入睡，1 小时后他醒来就没有任何症状了。比尔过去做过很多诊断检查，包括内窥镜检查和腹部 CT 扫描，没有发现任何可以解释他的异常症状的原因，同时脑部扫描也排除了脑部肿瘤的可能。

比尔母亲的网络诊断确实是正确的——他患有周期性呕吐综合征。可惜，虽然实际上可以很简单地做出正确的诊断，但是他的医生却屡次未能正确诊断，而他没有医疗培训经验的母亲，却在互联网上得出了正确的诊断结果。

即使你没有承受过严重的周期性呕吐综合征的症状困扰，也能体会到医生对于出错的肠道反应的不了解，这最终导致缺乏有效的治疗方法。在美国，几乎每 20 个人中就有 3 个人患有肠-脑症状或综合征，这是由于肠-脑交互作用的改变所引起的，包括肠易激综合征、功能性胃灼热或功能性消化不良。然而，对于那些没有这些讨厌和不适的肠道症状的人来说，即便没有这些疾病，肠道反应依然会在你们体内出现。

周期性呕吐综合征是最引人注目的肠道反应失控的例证之一，但它并不是唯一的例证。肠-脑交互作用的变化可以对我们产生巨大的影响。

肠道中的小脑袋

想象你正与一个好朋友外出吃饭。服务员刚刚为你提供了一份三分熟的肋眼牛排，你正在享受着美餐。以下是当你将第一块牛排放入嘴中的那一刻所发生的事情的简短描述——不过，你可能不想把它只作为茶余饭后的谈资。

甚至在你咀嚼和吞咽食物之前，你的胃里面就充满了像蓄电池里面的酸一样的浓盐酸。当部分咀嚼的牛排到达胃里时，你的胃展现出强劲的碾压力，将牛排碾碎成小颗粒。

与此同时，你的胆囊通过挤出胆汁帮助消化脂肪，胰腺分泌各种消化酶，两者一同为在小肠中进行的消化过程做着准备。当你的胃将牛排的小颗粒送入小肠时，小肠里的酶和胆汁就会把它们分解成肠道能够吸收的营养素，并将它们输送到身体的其他部分。

随着消化过程的继续，肠道壁上的肌肉开始进行一种特殊的肌肉收缩模式，即蠕动，蠕动可以使食物向下移动并通过消化道。蠕动的强度、时间长短以及蠕动的方向取决于你摄取食物的类型。例如，肠道需要更多的时间来吸收脂肪和复合碳水化合物，而对于含糖饮料的吸收则需要较少的时间。

与此同时，部分肠道壁收缩引导食物到小肠内壁进行消化，营养素也是在这里吸收的。在大肠，强有力的收缩波使得内容物来回移动，使这个器官提取和吸收肠道内容物中90%的水分。另一阵强有力的收缩波将内容物移动至直肠，这通常会引起排便。

在两餐之间，另一种压力波（移行性复合运动），扮演着肠道管家的角色，清除胃里不能溶解或打碎得不够小的食物块，例如不溶解的药物和未经咀嚼的花生。这个波每90分钟就从食道缓慢地运动至直肠，产生的压力甚至可以压碎巴西坚果，并把不需要的微生物从小肠转移到结肠。和蠕动反射不同，这个肠道管家波只在没有食物在你的胃肠道消化时才运转，比如在你睡觉的时候，然后会在你吃第一口早餐的时候就停止运转。

肠道可以在不需要你大脑或脊髓任何帮助的情况下协调所有这些以及更多的事物，而肠道壁上肌肉其实并不知道如何去协调这些的。相反，管理消化在很大程度上是由肠神经系统来负责的——它是遍布食道到直肠的、由5000万个神经细胞构成的网络系统。这个"第二大脑"可能比你那三磅重的大脑要小点，但在消化时，它的作用却巨大无比。

迈克尔·格尔森（Michael Gershon）是哥伦比亚大学医学中心的一位杰出的解剖学家和细胞生物学家，也是一位研究肠道血清素系统作用的先驱，还是畅销书《第二大脑》（*The Second Brain*）[⊖]的作者，他喜欢在视频中展示肠神经系统独立的运行能力。在视频中，一段豚鼠的小肠被浸放在液体中，在小肠自身的推动下，一个小塑料球从小

　　⊖　这本《第二大脑》与本书并非同一本书。——编者注

肠的一边被推到另一边，在整个过程中它没有与大脑连接。因此很有可能，人类的肠道也可以独立操作这个过程。

值得注意的是，所有这些复杂的消化功能是由肠神经系统数以百万计的神经细胞之间的组织连接自主协调完成的，如果一切顺利的话，便不需要你的大脑和其他的中枢神经系统的帮助。

从另一角度来讲，你的情绪大脑能够扰乱这些看似自主的功能。如果你在吃饭时说错了话，然后和朋友争执起来，胃的研磨活动会迅速停止，反之开始痉挛收缩，不再进行排空。吃了一半的美味牛排会停留在你的胃里不再进行进一步消化。离开餐厅很久后，你躺在床上睡不着，你的胃仍然在痉挛着。因为你的胃里仍有食物，不会进行夜间的移行性收缩，也就不会进行夜间清洗肠道的工作。像比尔这样的患者，他们的肠－脑轴非常活跃。有关压力或情感的诱因本身不会对健康的个体产生太大的损害，但对比尔来说，它们会有力地抑制胃蠕动，甚至逆转胃的蠕动，同时导致结肠痉挛性收缩。看起来好像是他的大脑预警系统的设置点失灵了，频繁引发假警报，于是给他的健康带来灾难性的后果。

枪伤与肠道反应

人类一直通过肠道体验情绪，多年以来，许多好奇的人试图探明这一现象。1822 年，当军队外科医生威廉·博蒙特（William Beaumont）有机会去更多地了解肠－脑的联系时，他牢牢地把握住了这次千载难逢的机会。

正值初夏，博蒙特驻扎在密歇根州麦基诺岛的麦基诺堡，就在休伦湖流域的上游。一名叫亚历克西斯·圣马丁（Alexis St. Martin）的毛皮商人被滑膛枪在不到一码的距离意外击中。当博蒙特医生在事故发生半小时后第一次见到他时，在圣马丁的左上腹部有一个男子手掌大小的洞。通过观察伤口，博蒙特可以看到他的胃，胃上有一个可足够放进一个食指大小的洞。

博蒙特施展优秀的外科治疗医术救活了圣马丁，但是他无法缝合圣马丁胃部的伤口，结果留下了一个胃瘘——胃上的一个永久连通体外的洞。圣马丁恢复之后，他再也不能做毛皮贸易的体力劳动了。所以当博蒙特自密歇根调动到纽约州尼亚加拉堡时，他聘请了圣马丁作为家里的杂工，与他的家人一起工作。于是这两个人作为研究者和研究对象组成了一个不寻常的科研团队。

不久以后，博蒙特成了历史上第一位实时观察人体消化的人。他与圣马丁做了一个实验，他把小块煮熟的牛肉、生卷心菜、干面包和其他食物穿成串，然后吊在圣马丁的胃里，把它们在不同的时间拉出来检测胃里的"胃液"如何消化这些食物。这个实验对于圣马丁来说是困难且不舒服的，他有时会变得烦躁和恼火。通过直接观察发生在圣马丁胃部活动的变化，博蒙特得出结论，认为人愤怒时会减缓消化。这样，博蒙特就成了历史上第一位报告情绪会影响胃部活动现象的科学家。

情绪影响的不仅仅是胃，而是整个消化道。1946 年，根据威克斯（Weeks）的报告，在第二次世界大战期间，一名军医在野外工作时发现了一名受伤的士兵，士兵的腹部受到了严重的伤害，他的大部分大肠小肠暴露在了外面。医生观察到，如果这个不幸的受伤士兵的受伤战友也被送来同一病房，会导致他更加痛苦，他的大肠、小肠的活动会变得更加活跃。

从早期战争中观察到肠－脑连接到开展更科学的实验研究用了二十多年时间。在 20 世纪 60 年代，达特茅斯大学医学院的一位成功的胃肠病学家托马斯·阿尔米（Thomas Almy），在更严格控制的条件下研究了大量患者。他对健康人和肠易激综合征患者进行了能够引起强烈情绪的访谈，并监测两组患者的结肠活动。当受试者出现敌意和攻击性的反应时，他们的结肠会迅速收缩；而当他们感到绝望、无助，或自责时，结肠的收缩就会减慢。后来，其他科学家也证实了这些结果，并发现只有当讨论与个人相关的话题时，才会发现结肠的活动增加。

今天的科学家已经达成一致：大脑会将每天经历的情绪与具体的身体反应连接起来。如果压力来临，大脑会直接引导我们的肠道做出反应。

这有一个比喻，我喜欢通过它帮助我的患者理解大脑、肠神经系统和肠道是如何相互影响的。

想象一下飓风即将来临。联邦政府并不给国家的每个公民发送紧急指令。相反，它将指令发送给当地机构的网络，如果需要的话这个网络可以广播以及实施指令计划。如果没有像自然灾害那样的重大威胁，这些地方机构就能调控自己管辖区的一切事物。但是当联邦政府在紧急情况下下达一个明确的指令时，这个指令将优先于许多当地的日常活动。一旦威胁过去，国家又迅速恢复其常规的运行。

同样，你的肠神经系统可以处理日常所有与消化有关的事物。然而，当你察觉到威胁，感到害怕或发怒时，大脑的情感中心并不单独发送指令给胃肠道中的每个细胞。相反，大脑的情感环路用信号通知肠神经系统从其日常工作中切换出来完成新的工作。一旦情绪恢复了，消化系统就会切换回肠神经系统的控制模式。

你的大脑是通过肠道的各种机制来执行这些运动程序的。这个过程会产生应激激素，比如皮质醇和肾上腺素，并向肠神经系统发送神经信号。大脑发送两种神经信号：一种信号起到刺激作用（由副交感神经，包括迷走神经传递），另一种信号可以抑制肠道功能（由交感神经传递）。通常两种信号先后被激活，它们一同巧妙地调整以及协调肠神经系统的活动，形成特定情绪的肠道活动。

当情绪在你肠道剧院中上演时，是大量特化的细胞在负责这项工作。演员包括各种类型的肠道细胞、肠神经细胞，还有数百万亿的肠道微生物——情绪戏剧的弦外之音会改变它们的行为和化学交流。故事情节将贯穿于你的一整天，包括积极和消极的故事。一方面，有你对孩子们的担心；有当那个在高速公路上的相邻车道的人开车挡在你前面时，你感到的恼怒；有当会议就要迟到的时候，你感到的焦虑；还有面临裁员和经济压力时，你会感到的害怕。

另一方面，还有来自爱人的一个拥抱，来自朋友友善的话语，或一顿愉快的家庭聚餐。虽然我们已经知道很多负面情绪与肠道反应有联系，例如愤怒、悲伤和恐惧，可是我们几乎不了解积极情绪与肠道反应的联系，如爱、情感联结和幸福。当一切都好时，大脑是否不干扰肠神经系统活动的呢？抑或是发送一组截然不同的反映你幸福状态的神经信号？那幸福感的信号对肠道微生物、肠道敏感性以及一顿饭的消化将会有什么影响呢？当你为了庆祝女儿大学毕业而坐下来和家人吃饭时，或者当你处于冥想中的幸福状态时，你的肠道在干什么呢？如果我们想完全了解肠道反应对幸福感的影响，那就需要科学来回答这些重要的问题。

对于一些人来说，在肠道中的戏剧表演里的惊悚和恐怖故事比浪漫戏剧更多。长期愤怒或焦虑的人的肠道细胞日复一日地上演阴郁的情节，这剧本可以追溯到童年。这些人的许多肠道细胞随着时间的推移，适应了剧本的设定参数：肠神经系统的神经连接改变，肠道的传感器变得更加敏感，肠道生产血清素的机制变得更加活跃，甚至肠道微生物也变得更具侵略性。毫不奇怪，当科学家研究功能性胃肠道疾病、焦虑症、抑郁症或自闭症患者的肠道时，他们发现这些肠道演员的妆容和行为发生了变化，研究文献中记载了大量同类现象。然而，许多开发中的针对这种肠道变化的治疗方法通常未能让患有这些失调症的患者症状有所缓解。从另一角度来说，人们希望将大脑的剧本向积极的方向改变，以改变肠道反应，从而逆转肠道内细胞的变化，这种方法则大有前途。目前，研究者正在研究积极的精神干预（比如催眠或冥想）是否与肠道微生物改变有关，以及这些肠道微生物的改变是否能改善胃肠功能紊乱，如肠易激综合征。

大脑如何调控肠道的情绪反应

如今，我们已经对情绪如何影响我们身体健康有了很多了解，当然也包括其对消化道的影响。要了解这种影响的过程，你首先需要了解大脑的边缘系统。边缘系统是我们与其他恒温动物都拥有的一种原始的大脑系统，它在情绪产生方面起着重要的作用。当你感到愤怒、害怕、性吸引、痛苦，或饥饿、口渴时，灰质深处的大脑边缘系统的特定情感环路就会被激活。

这些环路就像一台微型计算机，它们能调整我们的身体达到最优状态以应对身体内外的变化。当我们置身险境时，它们便开始发挥作用，迅速地重新给全身成千上万个细胞和器官发布信息，快速地改变细胞和器官的行为。

我们已经知道接下来会发生什么了。情绪相关的脑环路发送信号到胃和肠来排空胃和肠的内容物，因为这些内容物可能会占用接下来的活动所需的能量，这就是为什么你在上台演讲之前可能需要上厕所。我们的心血管系统会把富含氧的血液重新从肠道分配到肌肉，以减缓消化速度，并为战斗（或逃跑）做准备。

在动物王国里，并不只有我们才有这些经历：数百万年来，哺乳动物一直都需要团结、战斗、评估潜在的威胁，有时还会逃跑。进化赋予我们一个共同的智慧，就是在这些情况下如何做出最好的应对措施，并将这种智慧打包放入特定的脑环路与程序中，当我们面对威胁时，会自动做出相应的反应。这可以在危机时刻节省时间和能量，因为如果没有这样的程序操作，遇到相同的情景时，我们每次还要从零开始。这些程序被称为情感操作程序，它们可以瞬间被激活，实施一套连贯的行为，以保证我们的生存、成长和繁殖。

华盛顿州立大学的神经学家雅克·潘克塞普（Jaak Panksepp）在情感神经科学研究领域（将神经科学用于情感的研究）做出了重要贡献。他的动物实验发现，我们的大脑至少有七个情感操作程序，它们管理机体对于恐惧、愤怒、悲伤、玩耍、欲望、爱和抚育的反应。它们会快速而自动地执行适当的身体反应，哪怕你不知道你正体验到某种情感。当你感到不好意思时，它们会使你满面羞红；当你看恐怖电影时，使你不寒而栗；当你恐惧时，使你心跳加速；当你担忧时，使你的肠道敏感异常。

我们的基因里有所有的情感操作程序。这些基因编码部分遗传自父母，也受我们生命早期经历的影响。例如，在紧张的情况下，你的遗传基因有可能使你恐惧或愤怒的操作程序反应过于强烈。如果你在儿童时期经历过情感创伤，你的身体就会将化学标记添加到这些关键应激反应的基因上。最终的结果是，当你成年时，面对压力你很可能就会有过激的肠道反应。这就解释了一些常见的现象，暴露于相同的压力情境下的两个人，可能会有非常不同的反应：其中一个人没有表现出任何明显的肠道反应，而另一个人则会由于恶心、胃痉挛、腹泻而卧病在床。由于生命早期的糟糕经历而使得基因被修改，对于生存在危险世界里的人可能是一件好事，但是，如果你生活在完全安全的环境中，它反而会成为负担。

紧张的肠道

　　在我们所有的情感操作程序中，由压力事件引发的程序是研究最多的领域。当你感到焦虑或恐惧时，你的应激反应程序就开始工作了，面对内部或外部的威胁，它会帮助机体努力维持稳态或内部平衡。

　　当提及压力时，我们通常谈论的是来自日常生活的压力，或如外伤或自然灾害等更大的压力。但是，许多有关身体的事件也会让大脑备感压力，像感染、手术、意外事故、食物中毒、睡眠不足、试图戒烟，甚至包括像女人的月经一样自然的事件。

　　让我们看看当你感到压力时，体内会发生什么变化。首先你需要对情感大脑那些令人惊叹的能力有更多了解，危及生命的事件是展示它们的最好时机。

　　如果大脑认为有威胁存在，它就会激活大脑中的应激程序，然后精心安排一个最适合我们身体的反应方式，包括胃肠道反应。我们的每个情感操作程序都会使用一种特定的信号分子，所以当大脑释放出某种特定物质时，便会触发整个相应的程序参与，进而对整个身体和肠道都产生作用。大脑的专用信号分子包括一些你之前可能听说过的激素：内啡肽，在我们的身体内充当止痛药并促进幸福感；多巴胺能够触发欲望和行为动机；催产素，有时被称为"爱的荷尔蒙"，可以激发信任感和吸引力；还包括前面提到的分子，如促肾上腺皮质激素的释放因子，它发挥着应激总开关的作用。

　　即使你非常健康，正在海滩上休息，促肾上腺皮质激素释放因子通过调节肾上腺分泌皮质醇的多少对你的幸福感也发挥着关键的作用。通过皮质醇的日常波动，它维持着适当的脂肪、蛋白质和碳水化合物的代谢，帮助机体维持免疫系统的正常工作。

　　然而，当应激程序被激活时，这个促肾上腺皮质激素释放因子-

皮质醇系统的工作效率会大幅上调。当你感到有压力时，大脑中最早做出反应的是下丘脑，它是大脑中的一个很小的区域，但是却控制人体所有的生命机能，也是促肾上腺皮质激素释放因子的主要分泌器官。通过化学物的调节，激活肾上腺后，促肾上腺皮质激素释放因子被释放出来，然后开始释放皮质醇，从而增加它在血液中的水平，同时为将要增加的代谢需求做好身体上的准备。

作为压力的总开关，从下丘脑释放的促肾上腺皮质激素释放因子也会传递到大脑的另一个区域——杏仁核，它会触发焦虑甚至恐惧的感觉。对于杏仁核的激活，身体会表现出心悸、手心出汗，以及促进胃肠道内所有内容物的排出反应。

确实，这些压力诱发的消化系统的变化听起来可能不像享受午餐的最佳方式。当你下次特别紧张的时候，你就要知道你可能不会想吃一顿丰盛的午餐了。

即使在放松的状态下就餐，仍然可能产生不适的肠道反应。一旦触发情感运动程序，其影响可能持续数小时，甚至数年。我们对往事的思考、记忆和对未来的期望都能够影响我们的肠-脑轴活动，并且有时其后果是痛苦的。

举个例子，如果你再次来到那间你曾经和配偶在晚饭时吵架的餐厅，尽管此时此刻是一次友好的晚餐，但你的记忆也可能会触发你的愤怒操作程序。如果那家餐厅是一家意大利餐厅，那么任何一家意大利餐厅，甚至仅仅是想到意大利的调味饭，都可能触发愤怒的程序。我经常向患者解释这种情况，他们通常会将消化方面的痛苦归咎于某种食物。所以，我引导他们探索究竟是食物，还是一段回忆引起了他们的症状。当开始关注引发症状的情境因素，他们通常就会意识到肠-脑联系那不可思议的力量。

肠道里的镜子

　　我能够提供给像比尔那样患有周期性呕吐综合征或者肠－脑轴其他疾病的患者最重要的信息之一就是，简单科学地解释是什么导致了他们痛苦的症状，同时，这些信息决定了如何来实施治疗方案。这些简单的解释通常可以缓解患者对诊断的怀疑，更有利于缓解患者以及家人的焦虑。科学也形成了有效疗法的理论基础。

　　在诊所，我告诉比尔他的大脑释放了过多的促肾上腺皮质激素释放因子。大脑内过多的促肾上腺皮质激素释放因子不仅促使他焦虑，还会导致心悸、手心出汗、强烈的胃收缩造成的逆蠕动和呕吐等反应，以及结肠的急剧收缩，这也造成了痉挛痛和腹泻。比尔和他妈妈明显松了一口气，因为这显然是第一次有人给他的症状一个科学的解释。

　　"但是为什么疾病总是在清晨发作呢？"比尔的母亲问。我告诉她，在大脑，促肾上腺皮质激素释放因子的分泌在清晨时达到顶峰，然后逐渐下降，直到中午。所以患有周期性呕吐综合征患者的大脑促肾上腺皮质激素释放因子水平有可能在清晨最为异常。

　　我告诉他们促肾上腺皮质激素释放因子如何宣布进入紧急状况，以及将身体从平常状态切换成战斗状态，以及我们的大脑和肠道神经系统如何共同工作、管理肠道功能。"这就讲得通了，"比尔说，"但是，为什么当处在没有任何压力的睡眠状态时，我也会出现肠道症状呢？"

　　"这正是问题所在。"我回答说，并解释了他大脑的应急机制的制动器是如何失灵的，这些故障会触发他与恐惧相关的程序。"这将导致许多虚假的警报。"我说。

　　"很高兴，我们终于知道这是怎么回事了。"他的妈妈说。但能够解释，并不能代表可以彻底地解决问题。她问如何在最初的阶段防止疾病发作。

　　疾病影响了比尔正常的生活，为了帮助比尔预防恶性疾病的发作，我开了一些药物使过度活跃的压力环路平静下来，并降低因过多的促肾上腺皮质激素释放因子而导致的过高的生理唤醒。一些药旨在减少疾病发作的频率，其他药将发作阻断在发展的进程中。幸运的是，通过适当的治疗，大多数周期性呕吐患者的症状会有明显的改善，他们疾病发作的频率更低了，并且更善于阻断疾病的发作。随着时间的推移，患者不再对反复发作的疾病感到恐惧，这会让他们减少或停止用药。

　　比尔就是这种情况。当我 3 个月后看到他时，他只发作过一次，我给他开的抗焦虑药物处方——氯硝西泮止住了他的焦虑症状。经受多年来自急诊室医生责难和长期羞辱性的评论后，他很兴奋终于能够开始新生活了。我见过其他周期性呕吐患者也需要其他的一些治疗，包括认知行为治疗和催眠，但是比尔不再需要。他可以重返大学课堂，甚至随着时间的推移大大减少了对药物的依赖。

　　我们从比尔这样的患者身上可以学到很多东西。正常的肠道反应应该是，尽管担心工作面试，或因为堵车、约会迟到而感到短暂的不适，但从来都不会出现严重的肠道问题。然而，当我们出现长期的愤怒、悲伤，或恐惧反复发作时，我们应该注意到这种情绪对肠道以及肠道微生物产生的不良影响。记住，这些肠道反应的舞台很大，演员的数量也众多。口渴时，我们可以很容易地用一杯水解渴，或忍受只持续几分钟的急性疼痛，这都没什么大不了。最值得注意的是，肠道就是反映我们情绪的一面镜子，长期愤怒、悲伤或恐惧会产生有害的作用，这不但影响了我们的消化，同样影响了我们的整体健康。

第 3 章

肠道如何与大脑进行对话

当你从早到晚为日常琐事绞尽脑汁时，你还会关注在腹腔中发生的事情吗？如果你像大多数人一样的话，可能不会考虑那么多。虽然在通常情况下，肠道都是在静静地工作的，但胃与肠道中发生的事件却非常重要。为了真实可靠地认识肠道感觉，可以做如下实验：选择精力相对充沛的一天，从早到晚关注并且体会肠道所产生的感觉。

你通常不太会过多关注这些微妙的感觉和声音，以及伴随这些感觉背后的情绪。尽可能多地留意这些感觉，当这些感觉出现时，你可以把它们写在纸上，或记录在你的智能手机上。你还可以补充其他内容，如当时你正在做什么，你的感觉如何，你正在吃什么等。多年前在我们的一项研究中，一位 26 岁的健康志愿者朱蒂，记录了自己一整天的肠道感觉。

星期日早上，朱蒂早早醒来，喝了一杯咖啡，然后进行每日的晨跑。在 3 公里跑步结束之前，她没吃任何东西，因为她知道饱食会影响运动。跑步回来，她会每周固定地给她的母亲和一个好朋友打电话。通话后，她已经饿了，便吃起了平时的周日早餐——蘑菇煎蛋卷和奶油芝士鲜酵母面包。

　　她享用早餐，并从食物的美味中得到愉快的感觉。她并不在意吃什么，因为此时她正看报纸上一篇有趣的文章。她吃了一半煎蛋卷，便感到吃饱了。她还要和男朋友去海边骑车，在离开家之前，她要去下厕所。她和男朋友在海滩玩得很开心。当她回到家时，是晚上 19:00。

　　一顿清淡的晚餐后，朱蒂意识到她还没有准备在星期一早上必须做的工作报告。她开始担心，这时胃里有一种恶心想吐的感觉。于是她努力撰写报告，在晚上 22:00 时，总算完成了，同时恶心的感觉也慢慢地缓解了。她打算上床睡觉，第二天早早起来做一个完美的报告。闹钟设在 5:30，但她并没有睡好。每次醒来，她感到肚子里咕噜直叫，有时肚子的咕噜声很长并且很响，缓慢地沿着腹部移动。不得已，她起床，走到厨房，吃了早餐剩下的煎蛋卷。隆隆响的肚子不再叫了，她感觉好多了，然后回去睡觉。

如果你注意的话，你可能每天都会体验到类似的肠道感觉，虽然你可能没有完全意识到它们。这些感觉伴随我们一生，已成为第二天性。从纯粹的生存角度来看，这种普遍对肠道感觉关注的缺乏是一件好事：在现代社会中，能在错综复杂、信息泛滥的社会找到正确的方向已是不易，更别提每天将注意力集中在肠道的咕噜声和收缩上，或者每天晚上由于胃肠道剧烈收缩被迫醒来了。如果我们持续关注这些感觉，我们将无法在晚餐时聊天、午后休息、阅读《纽约时报》，或在晚间安心睡觉了。

我们大都仅仅知道那些需要做出回应的肠道感觉：提示我们进食的饥饿感、停止进食的饱腹感，以及需要去卫生间的腹胀感。很庆幸，我们对大多数肠道反应并没有什么意识，除非是患上一些胃肠疾病，像是胃痛、胃灼热、恶心、持续性腹胀、食物中毒或病毒性胃肠炎，或者，虽然吃了正常饭量，但我们却感觉吃得太多并且胃部不舒服。这时候我们的肠道感觉信息突然变得非常有用——这都是事出有因的。这些不愉快的感觉让我们寻求帮助，或者用我们永生难忘的方式来帮助我们在未来避免接触那些让我们痛苦的东西。

感知太过丰富的大脑

虽然大多数人几乎对所有的肠道感觉都没有察觉，但仍存在一些例外。其中包括一组特殊的人群，他们更容易感受到心跳，以及食物从肠道滑过的感觉。这些人对体内各种信号都非常敏感，包括那些由肠道引起的信号。脑成像实验发现他们大脑中有关注意力和突显性评估的网络异常活跃。

另一组特殊的人群是 10% 的不幸人群，他们感知到的是肠道发出的错误信号，与实际传输给大脑的感觉信息并不一致。在我的患者里，有一位讨人喜欢的绅士因为其独特病史给我留下了深刻的印象，他的故事能够阐明身体感觉意识增强的概念。

弗兰克是一位 75 岁的退休教师，他在过去的五年中一直患有肠道疾病，包括典型的肠易激综合征症状：腹部腹胀、不适，以及排便不规律。然而，肠易激综合征的症状并不是他唯一的问题。他长期感到不适，感觉好像有东西卡在食管的上部（所谓的癔球症），嗳气频繁发作、胸骨不适，这种不适有时具有类似薄荷醇带来的感受，使他咳嗽、呼吸不畅。这些症状在五年之前突然出现，也就是他妻子因重病去世之后出现的。

我要求弗兰克提供更多的信息帮助我进行诊断时，他告诉我，他从小就有轻度肠易激综合征样症状。我对弗兰克进行胸部、胃肠道、心脏等部位的大范围检查后，没有发现任何可能解释他症状的原因。最有可能的是，他患有某种胃肠功能障碍。他的症状与一种广义上对肠道感觉高度敏感的反应一致，这种感觉来自胃肠道——从食管到结肠终端的不同区域。尽管有些医生将他的症状误当作纯粹的心理问题，但现在我们知道有一套精细的感觉系统位于我们的胃肠道内，包括专门的分子（所谓的受体），可以识别不同的化学物质（包括薄荷醇）。但在 5 年前，是什么引发了这种敏感反应呢？

弗兰克的伴侣提供了一个可能的解释：弗兰克长期吃不健康的食物，包括高动物脂肪和高糖的食物。当弗兰克无法控制自己去吃巧克力蛋糕、比萨、炸薯条或者浓乳酪时，他的症状就会变得更糟。会是这些高脂膳食在肠－脑联系的致敏性方面发挥了作用吗？像弗兰克这样的患者不仅对正常的肠道功能更敏感，例如收缩、扩张和胃酸分泌，而且我们在对许多像弗兰克这样的患者的研究中发现，有些人对实验性刺激物也很敏感，例如肠道中的气球或食道中的酸性溶液。

考虑到肠道感觉系统的复杂性，这种系统容易受到干扰，这并不稀奇，例如对正常食物成分过度反应，对食物添加剂过敏，或对可能对我们产生不利影响的膳食变化敏感，但是大多数人对此不会产生任何症状。难道弗兰克是煤矿中的金丝雀，他会最早感受到某些不确定的灾难吗？

超过 90% 的肠道收集的感官信息都不会引起我们的注意。对我们大多数人来说，在日常生活中很容易忽略来自腹部的感觉，但肠神经系统却一直在非常仔细地监测它们。大部分肠道感觉会通过一个复杂的感觉机制系统静静地传到你肠道的小小"大脑"里，为其提供重要信息，以确保每天 24 小时工作的消化系统处在最佳状态。但是大量的肠道感觉也会向上传输到大脑。迷走神经中传递的信号里的 90% 是由肠道传送给大脑的，而只有 10% 的信号以相反的方式，从大脑传送到肠道。事实上，肠道可以处理大部分的胃肠活动，不受任何来自大脑的影响，而大脑似乎很大程度上依赖于肠道的重要信息。

你的肠道传递了什么至关重要的信息呢？这远远超过你想象。你的肠道中的许多传感器告诉肠神经系统它需要知道的一切，以便产生最合适的收缩模式，即肠道蠕动的强度和方向，以加快或减缓摄入的食物通过胃和肠道的速度，并产生适量的胃酸和胆汁以确保合适的消化过程。肠道收集有关胃中食物的数量、吞咽食物的大小和稠度、食物中的化学成分，甚至肠道微生物群以及其活动的信息。在紧急情况下，这些传感器还将检测寄生虫、病毒或致病菌，或其产生的毒素以及肠道的炎症反应。实际上，急性肠道炎症会造成许多传感器对正常刺激和情境的敏感度升高。这种信息对于确保消化道的正常功能是至关重要的，但是肠神经系统没有产生意识的能力。当格尔森的《第二大脑》这本书出版时，它引起了人们对肠神经系统的能力的大量猜测。有人甚至猜测是否这第二个大脑不仅能够感知，而且也可能是我们情绪和无意识心理的操纵者呢？但是，我们几乎可以肯定地说，这些猜测是错的。肠道的感觉信息也会发送到大脑，如果你注意这些感觉，那么你将能够感觉到它们。

我们的胃肠道、肠神经系统和大脑每时每刻都在进行着信息的交流。这种联系网对你的整体健康和幸福感的重要性超乎你的想象。

与肠道一同感知

吃一口多汁的汉堡，享用一片鲜脆的面包，品尝一杯新英格兰蛤蜊汤，或者陶醉在一块巧克力的精致香味中，你尝到了什么？

答案将由舌头味蕾上的一组受体提供给你。这些嵌在细胞外膜中的受体会识别你吃或喝的任何东西中的特定化学物质，就像一把钥匙开一把锁一样。当这些受体与食品中的特定化学物质结合时，就会向你的大脑发送一个信息，你的大脑接收到来自于你的嘴和舌头上的感觉信息流，进而构建出特定的味道。

舌头上的味觉感受器可以检测五种不同的味觉，包括甜味、苦味、咸味、酸味和鲜味，咬一口食物，这些味道的组合决定了其味道。此外，食物的口感——胡萝卜的清脆、酸奶的光滑或意大利面条的独特质地——会刺激另一组受体，它们专门识别食品的物理性状。所有这些感觉的组合在你的嘴里编码，创造了味道。食品公司在设计食品口感、使之达到极致的方面无疑是大师级别的。

令人惊讶的是，最近有研究发现，一些与味觉相关的类似机制和分子并不仅仅在口腔中存在，也分布在整个胃肠道中。科学明确地显示，苦味和甜味受体确实也分布在胃肠道中。事实上，在人类肠道中发现有大约 25 种不同的苦味味觉受体。尽管我们知道肠道味觉受体与我们的味觉体验可能关系不大或没有关系，而我们对这些受体在肠－脑轴中的功能也不甚了解。然而，这些受体分子位于感觉神经末梢和肠壁中含激素的传感器细胞上（例如我们在前面章节中讨论的含血清素的细胞），这意味着这些受体分子位于绝佳的位置，可能参与肠－脑交流。

一些受体会被草药和香料中的特定分子激活，如大蒜、辣椒和芥末等，而其他受体则对薄荷醇、樟脑、薄荷、凉味剂甚至大麻有反应。到目前为止，科研人员仅在小鼠肠道中就鉴定出 28 种所谓的植物化学物的受体（识别植物中的特定化学物质的受体）。毫无疑问，人类肠道中存在着相似的乃至更多种类的受体，这些受体对多种植物化学物的刺激敏感。

我们大多数人使用香料和草药刺激舌头上的味觉受体，从而增加食物的风味。越来越多相信自然疗法的人把草药及其提取物纳入药用。并且草本学家可以告诉你许多凭经验得出的这些草药的健康价值。然而，在世界许多地方，香料是文化的一个组成部分：谁能想象没有辣椒的印度或墨西哥食物，没有新鲜草药和酸奶的波斯食物，或没有薄荷的摩洛哥茶呢？

似乎在不同地区，人们对不同草药香料的口味偏好使得对它们的摄入量产生差异，从而预防世界各地区的常见疾病。例如，在发展中国家的许多地方，辛辣食物摄入是否能保护人们免受胃肠道感染呢？在波斯菜中食用的新鲜药草，或在摩洛哥用餐后必须饮用的薄荷茶，是否能预防消化不良呢？无论我们如何解释它们在世界各地普遍食用的原因，这些从植物中提取的物质都会将我们、肠－脑轴与周围植物的多样性紧密联系在了一起。来源于丰富植物饮食中的大量植物化学物质，与我们肠道中完美对应的感觉机制相结合，使我们的内部生态系统与周围环境协调一致。

为什么我们的肠道里有这么多的传感器呢？有些受体，像那些感受甜食的受体，在我们的食物代谢中扮演着重要的角色。当我们的甜味受体感知到葡萄糖（碳水化合物被消化时产生的物质）或人工甜味剂时，它们会促进葡萄糖的吸收，并促使胰腺释放出胰岛素。同时会促进其他激素的释放，这些激素向大脑发出信号并产生饱腹感。

肠道的苦味觉受体的功能仍然是一个谜。我的同事凯提亚·斯泰尼尼（Catia Sternini）是加州大学洛杉矶分校的神经科学家，她是肠道神经系统的专家，主要研究肠道味觉受体。她推测这些受体中的一些可能对肠道微生物群产生的代谢物产生作用，而且由于高脂肪的摄入和脂肪相关的肠道微生物群的变化引起这些受体的改变，可能对肥胖有影响。最近在一项合作项目里，我们在肥胖受试者的研究中发现了支持了该假说的证据。

胃肠道中的苦味感受器可能还有其他的作用。刺激它们可导致胃肠激素（也称为饥饿激素）的释放，传递到大脑以刺激食欲。许多欧洲国家在饭前有喝开胃酒这种古老的习惯，如果这是因为开胃酒能够刺激苦味觉受体释放饥饿激素，从而增加食欲的话，那么就顺理成章了。

再思考一下中国传统中药中极其味苦的草药。似乎更可能的是，他们的治疗效果与它们的苦味无关，但是在某种程度上与肠道中 25 种苦味受体的一种或多种激活有关，从而发送治疗信息给你的大脑和身体。更有趣的是最近的证据表明，我们在感受花香、品尝热牛奶、享受烧烤带来的美味时用到的嗅觉感受器，同样也分布在我们的肠道中。与肠道的味觉感受器一样，这些嗅觉感受器主要位于肠道内分泌细胞，在这些细胞中，它们控制着不同激素的释放。

由于味觉和嗅觉受体遍布整个胃肠道，而不仅仅在口腔和鼻腔内，那么它们原来的受体名字中的"味觉"和"嗅觉"就变得有些过时了。反之，现在科学家认为，这些受体是在肺和其他内脏中发现的化学传感机制大家族中的一部分，并且它们在不同器官发挥着不同的作用。基于我们现在所知道的，如果这些化学传感器能够从其器官中的不同微生物群中获取信息，也不足为奇。

神经系统如何从你的凌乱的肠道中获取重要信息呢？将这种高性能数据收集系统浸入到肠道中部分消化的食物和腐蚀性化学物质中是几乎行不通的。事实上，它也不是这样工作的：神经元在肠道黏膜上，并不直接接触肠道内容物，神经元通过小肠内侧的特定肠壁细胞来感知小肠的活动。这些细胞将信号传递给肠道壁的中间媒介，特别是各种肠内分泌细胞。它们随后将信号传递给附近的感觉神经元（特别是迷走神经）来传递信号。到目前为止，研究者已经发现了大量的感觉神经元，它们各自专门作用于肠道感觉的特定方面，并且可感应到肠内分泌细胞释放特定的分子。这些神经均将信号传递到肠神经系统或大脑。

　　肠道内分泌细胞数量众多，而且善于给神经系统传递信号，所以它们对我们的健康起到重大作用。想象一下，将肠道内所有含激素细胞浓缩成一个组织团，它将是我们身体中最大的内分泌器官。内分泌细胞存在整个肠道中，从胃开始一直延伸到大肠末端。它们可以感受到我们摄入的食物和微生物产生的大量化学物质。例如，当你的胃处于排空状态，胃壁中的特定细胞产生一种激素，称为饥饿激素，它通过血流或迷走神经信号传递给大脑，然后引发强烈的进食欲望。从另一角度来说，当你饱腹时，小肠忙于消化食物，细胞释放"饱腹"激素。它告诉大脑，你已经饱了，该停止进食了。

　　除了涉及内分泌细胞的肠－脑通信通道以外，还有另一种系统，它与肠道的免疫系统和免疫细胞产生的炎症分子（所谓的细胞炎症因子）相关。肠道中的免疫细胞更多地集聚在小肠上，被称为集合淋巴结，也存在于阑尾中，并分布于小肠和大肠的整个壁上。肠内免疫细胞被肠内小细胞层分开，其中一些就是所谓的树突细胞，这些细胞可以通过肠道内延伸，与肠道微生物和潜在的有害病原体相互作用。最重要的是，从这些细胞释放的细胞炎症因子可以穿过肠道黏膜，进入体循环，并最终到达大脑。或者，含激素的肠细胞释放的信号分子经由迷走神经向大脑发出信号。

　　众多机制的共同作用都是向神经系统传达我们进食的信息，很明显，肠道的作用不仅仅是负责吸收营养物质。肠道精细的感觉系统就像是人体的"国家安全局"，从消化系统的所有区域（包括食道、胃、肠）收集信息，一般会忽略绝大多数信号，但当某物看起来可疑或不正常时就会发出警报。事实证明，它是身体最复杂的感觉器官之一。

总肠道意识

每当你进食食物或饮用饮料时，肠道的数据收集系统就会收集信息、生成报告。这些报告都会提供各种重要的信息并报告给肠道内的"小脑袋"（肠神经系统）和大脑。大脑和"小脑袋"对这些报告均感兴趣，但它们感兴趣的方面却有所不同。

"小脑袋"需要根据肠道的重要信息以确定最佳的消化反应。在必要时，通过呕吐或腹泻排出胃肠道两端的内容物，以消除毒素。这些报告涉及食物的大小、肠道内的物质（包括各种化学信息，如脂肪、蛋白质和碳水化合物含量，以及浓度、稠度和颗粒大小）。报告还包括显示外来入侵物（如细菌、病毒或受污染食物的其他毒素）迹象的信息。当它获得大量富含脂肪的甜点进入胃的信息时，它将减慢胃排空和食物在肠内转运的速度；当它获得低热量密度膳食的信息时，它将加速食物从胃的排空以提供足够的能量用于吸收；当它获得潜在有害物质入侵的信息时，它将促进水分的分泌、改变蠕动方向以促进胃内容物排空，并且加速内容物在整个小肠和大肠中的运输以排出有害的入侵物。

而另一方面，大脑更关心你的整体健康和幸福感，它也同样地监测肠道的不同信号，并将它们与来自身体其他部分的各种信号以及周围环境相结合。它监测肠道神经系统的状态，但更加关注肠道反应，肠道反映了情绪的状态：当发怒时，胃和结肠会扭动、收缩；抑郁时，肠道活动会停止。换句话说，大脑能看到自己的剧本在肠道舞台上演。大脑也能够接收肠道中的数以万亿计的微生物产生的信息，这种肠－脑通信活动在近几年才成为焦点。虽然大脑持续监测所有来自肠道的感觉信息，但它却将日常职责委托给肠道的"小脑袋"（对我们而言就是肠神经系统）来代为管理。如果你需要进行某些行为，或者某一情景构成了严重需要大脑反应的威胁时，大脑才会直接参与。

通过这些感觉机制，无论你是醒着或睡着，肠道都在无时无刻地告诉大脑发生在你体内深处的事情。但它也并不是唯一向中枢神经系统提供持续反馈的器官，大脑同时也在不断接收来自身体每个细胞和器官的感觉信息。比如，肺和膈肌在每次吸气和呼气时会向大脑传递机械信号，心脏在每次跳动时都会产生机械信号，动脉壁会发送有关血压的信号，肌肉会传达有关肌张力或紧张程度的信息。

科学家称这些正在进行的报告是关于身体状态的"内感受性"的信息，大脑通过这些信息来保持身体的系统平衡和正常运转。虽然"内感受性"信息来自身体的每一个细胞，但是肠道及其感觉机制发送给大脑的信息，在绝对数量、多样性以及复杂性上都是不同的。肠道感觉网分布在整个肠道表面，肠道表面积是皮肤表面积的 200 多倍——相当于一个篮球场的大小。想象一下，这个篮球场有数以百万计的微小的机械传感器收集关于球员的运动、重量、加速和减速的情况以及每次跳跃和着陆的信息。由于肠道的信号还包括化学、营养和其他信息，这个比喻仅仅只是描述大量由肠道感觉编码的信息的冰山一角而已。

肠-脑交流的高速信号通道

在肠道感觉传递到大脑的过程中，迷走神经起到了非常重要的作用。绝大多数肠道细胞和编码肠道感觉的受体通过迷走神经与大脑紧密相连，并且肠道微生物传递给大脑的许多信号也依赖于这个通路。在大多数啮齿类动物研究中，可以观察到肠道微生物的改变对情绪性行为的影响，但当切断迷走神经后，这种影响就消失了。但是迷走神经不是一条单向的信号传导通路：虽然 90% 的信号从肠道输入大脑，但迷走神经有 6 条通路，不同的通路可以同时进行信号的并行传导。迷走神经携带大量的信号，它是我们内脏中最重要的调节器之一，它不仅将大脑与胃肠道连接，也把其他器官连接在一起。

以下病例说明了这种肠-脑信号传导系统对我们整体健康状况的重要性。在加州大学洛杉矶分校培训期间，我遇到了乔治·米勒（George Miller），他长期遭受十二指肠（小肠上部）大面积溃疡的痛苦。每次溃疡发作时，他都非常痛苦，若急性出血，他就必须住院。多年来他一直受到这种症状的折磨，胃肠病学家决定将他转诊给外科医生进行迷走神经切除手术，从而消除其由于溃疡发作而刺激胃酸过多产生的能力。像米勒这样切除迷走神经的患者，会告诉我们损失肠道感觉的大量信息以及丧失"内感受器"这个重要的大脑信息来源而带来的后果。

在 20 世纪 80 年代初，医学界普遍的看法是，阻止过量的酸产生和治疗消化性溃疡的最简单和最有效的方法是切除迷走神经——称为迷走神经切断术。这些手术几乎没有考虑从肠道到大脑传递的大量信息需要通过迷走神经，以及这种信息流动对我们整体健康的潜在重要性。幸运的是，外科医生很少采取这种极端的方式，因为我们现在可以治疗绝大多数溃疡。

在米勒这个病例中，他的手术是成功的，他不再受溃疡的困扰了。但他付出的代价也是巨大的。从那时起，他遭受了一系列不愉快的肠道感觉，甚至小餐后，他就饱了，但却持续感到恶心、呕吐、痉挛、腹痛、腹泻等症状。

米勒的医生无法解释他的症状，其中也包括一些模糊的症状，如心悸、出汗、头晕、极度疲劳，他把这些归因于米勒的神经质，并将他的一系列症状称为"信天翁综合征"。这个术语曾经被用来描述像米勒这样的患者，虽然通过消化溃疡手术成功治疗了胃溃疡，但却出现一系列厌恶性肠道感觉，即持续的腹痛、恶心、呕吐和饭量减少。但我们现在知道，至少这些患者的症状具有确凿的生理学基础。

现在，我们知道肠道感觉是复杂的，迷走神经在将这些信号传递到大脑区域（如下丘脑和脑边缘系统区域）的过程中起到了关键作用。这随之影响了各种各样的重要功能，例如疼痛、食欲、情绪，甚至认知功能。事后看来，阻断这条重要的信息高速公路（如在洛杉矶关闭双向的 405 高速公路）将很容易影响人们早晨醒来或吃饭时的感觉。

我们可能不太知道米勒这些症状背后的确切机制，因为现在很少进行迷走神经切断手术。从另一角度来看，迷走神经在肠道感觉传递到大脑主要控制中心这一过程中所起的作用引起了新一轮的研究热浪。电或药物刺激迷走神经已经被视作模拟肠道感觉的新方法，并且可作为一系列脑部紊乱（包括抑郁症、癫痫、慢性疼痛、肥胖），甚至各种慢性炎症性疾病（如关节炎）的治疗方法。这些新发现进一步证实了肠－迷走神经－脑交流对人类健康和幸福感的重要性。

血清素的作用

在所有的肠道感觉中，最痛苦的是那些与食物中毒有关的感觉。大约 40 年前，我对它有了更加深刻的体会。在印度，我完成了为期 4 周的徒步旅行。在这次旅程中，我去了古老又宁静的佛教寺院、桃树覆盖的绿洲，穿过荒凉的山谷和山路，从印度北部到喜马拉雅山脚下。每天吃些扁豆汤、米饭、酥油茶，喝溪水。我从未像来到山城默纳利这样兴奋过，为了庆祝自己离开了日常生活，我选择在一家当地的餐厅吃了一顿美味佳肴。

第二天早上，我搭乘车程长达 24 小时的公共汽车到了新德里，这一路上我的胃十分难受。我试图控制餐后的胃肠道反应，就像让充满攻击性的恶狗躺下或打滚一样困难。这种强烈的体验深刻地印在我的脑海里，也给我留下了永久的印象，肠道感觉竟如此强大。

当你不慎摄入致病病毒、细菌或由这些微生物产生的毒素污染的饮料或食物时，就会发生食物中毒。我们举个例子，假设有一种侵袭性大肠杆菌的毒素，在肠道中，毒素与位于分泌血清素的细胞上的受体结合。这个信号立即将你的胃肠道切换到"疯狂呕吐腹泻"模式。一些癌症化疗药物（包括顺铂）的不良反应，也是这种原理。

这是一个内置的生存机制：当你的肠道检测到足够多的毒素或病原体时，肠神经系统会向全体胃肠道发布紧急疏散命令，从消化道两端排出毒素——这即便不是一个漂亮的反应，也绝对是一个聪明的反应。

该反应由上消化道中分泌血清素的细胞驱动，这种细胞在肠道感觉的产生中尤为重要。在正常条件下，分泌血清素有助于消化过程的正常进行。当肠道的内容物沿胃肠道滑动并与肠嗜铬细胞摩擦，这种微妙的机械刮擦力促进血清素的释放，就像肠道内分泌细胞分泌其他激素一样，释放的血清素激活迷走神经和肠神经系统中的感觉神经末梢，从而使肠神经系统知晓肠道中正在移动的食物，进而形成非常重要的蠕动反射。然而，高浓度的血清素释放，例如食物中毒时或对化疗药物顺铂的反应，将导致呕吐、强烈排便，或两者均有。

我的研究小组与来自荷兰的一个小组合作，我们发现在健康受试者中，膳食中色氨酸（色氨酸对血清素的合成非常重要）摄入不足者，大脑血清素水平降低，从而增强大脑觉醒网络的活力。这些中枢神经系统改变与结肠对实验中的机械刺激的敏感性增强有关。导致血清素偏低的膳食同样被证实会增加高危人群抑郁的可能性，包括具有抑郁症家族史的个体。

血清素是终极的肠-脑信号分子。含血清素的细胞连接着肠道中的"小脑袋"和我们的大脑。这种肠道的血清素信号系统将与食物相关的肠道活动、肠道微生物活动，某些药物的作用和消化系统的活动以及我们的感受联系起来。另外，在肠道和脑的神经存在的少量血清素也起着关键作用：肠道中含有血清素的神经在调节蠕动反射中起到关键作用，而大脑中的神经细胞将信号发送到大脑的大多数区域，对人体的很多重要功能（包括食欲、疼痛敏感性和情绪）产生影响。

迈克尔·格尔森是研究肠道中血清素系统的先驱者，他总喜欢说，我们可以感知与肠道血清素系统相关的肠道反应的唯一机会就是，当我们所处的境遇情况不好，或者极其糟糕的时候，就像我那次乘车到新德里的地狱般的经历一样。但真的是这样吗？暂且不说细菌或病毒感染引发大量血清素的释放，或肠道血清素系统改变而产生的肠易激综合征症状或出现剧烈的腹泻反应。鉴于肠道是血清素的巨大储藏库，且位于迷走神经通路附近，该通路直接连接大脑的情感控制中心，因此，肠内容物接触含血清素的细胞或是肠道微生物代谢物，会持续释放低水平的血清素，而血清素相关的肠道信号可以发送到大脑的情绪中心，这是完全可能的。即使我们没有意识到这些血清素编码信号，这种低水平血清素释放也可以影响我们的基本情绪和感觉，会对我们的心情增添积极的"音调"——这反过来可以解释为什么这么多人在享用一顿愉快的大餐后体验到一种满足和幸福的感觉。

食物信息

所有这一切都提出了一个重要的问题：如果大多数人没有意识到我们绝大多数的肠道感觉——包括在吃大餐后胃部膨胀两倍，或者当肠道空的时候，胃部像胡桃夹子一般的移行性复合运动——那么为什么肠道需要专门的感觉器？

简单且科学的答案是，这些感觉机制对于胃排空、肠道中的食物移动，以及酸和消化酶的分泌等基本肠道功能的平稳运行和协调，与食物摄取相关的身体功能（如食欲和饱足感），以及基本新陈代谢（包括血糖控制）等都是至关重要的。肠道感觉的这些功能大概可以追溯到几百万年前，微小的原始海洋动物被微生物"殖民"的时候，这些微生物有助于某些营养素的代谢。

此外，"为什么存在这种肠道感觉系统"这一问题的答案，与从肠道传给大脑的大量信息流有关——这些信息与肠道功能和代谢并没有直接联系，在很大程度上我们察觉不到。与肠道相关的大量信息被发送到大脑，其中包括来自生活在我们的肠道中的数以万亿的微生物的一系列信息，使得肠-脑轴在调节我们的健康和幸福、情感，甚至更多方面发挥了独特的和意想不到的作用，在本书第 5 章我们将对此进行详细的解说——它如何影响我们做出的决定。

当我们考虑到各种肠道传感器和迷走神经在科学上的复杂性，以及它们在消化过程中的功能，并将它们放置在肠道感觉的整体过程中看待时，我们会对饮食习惯产生全新的理解：我们的消化道不仅能够吸收膳食中所含的大多数营养物和能量（肠道微生物也可以处理肠道不能消化的剩余物），而且肠道的复杂监控系统实际上可以分析食物的营养含量，提取其最佳消化方式所需的信息。换句话说，食物自身携带着如何最好地将其消化掉的说明书，并有着许多类似"附加条款"的信息，在不久之前我们对此还一无所知，目前仍一直在试图找到这其中的意义。无论你是素食主义者、鱼素主义者、杂食主义者、食肉者、快餐爱好者、长期节食者、偶尔禁食者——或者即便你最近在墨西哥旅行时发生肠道感染，上述过程都会发生。最令人称奇的是，当食物一进入口腔，肠道复杂的感觉系统就开始提取这种信息——我们舌头上的味觉感受器和我们食道的肠神经开始传递关于我们正在摄取的食物的信息——这个过程会一直持续到食物到达结肠为止。肠道做的这一切，绝不会干扰到我们的日常生活。

当我们考虑到肠道的感觉受体在肠道黏膜上分布密集并且占据大量面积时，很明显，我们的肠道每时每刻都在向大脑传输大量的信息，这些信息来自与消化相关的复杂过程，以及我们肠道中100万亿大量微生物的信息输入。换句话说，当考虑到肠－脑轴对大量信息的收集、存储、分析并且做出反应时，它是一台真正的超级计算机，而不是以前我们所以为的消化蒸汽机。

这是我们对肠道功能的最新认识：从之前对宏量营养素、微量营养素、新陈代谢、能量的密切关注，到目前认识到肠道及其神经系统、微生物实际上组成了一台惊人的信息处理器，这台处理器在处理相关的细胞数量方面远胜大脑，并且能够与大脑的一些能力相媲美。通过我们的食物，该系统将我们与周围世界紧密相连，我们可以获取的食物的生长方式、我们添加到土壤中的物质，以及在加工过程中添加的化学物质等重要信息。我们将在下一章更详细地学习肠道微生物在饮食和感觉之间所起到的重要作用。

第 4 章

微生物语：肠－脑对话的关键组成部分

20 世纪七八十年代，西洛杉矶的美国退伍军人管理局（现为美国退伍军人事务部）的溃疡研究与教育中心（Center for Ulcer Research and Education，CURE）在肠－脑联系的研究领域占据世界领先地位。CURE 是由杰出的消化系统生理学家莫顿 I.格罗斯曼（Morton I. Grossman）建立的，是全世界研究胃溃疡的科学家和临床研究人员顶礼膜拜的地方。该中心研究者主要的研究工作是研究胃溃疡（也是当时主要的健康问题），更广义地说，是研究消化系统的基本运行机制。已经有人撰写了关于这个研究中心的书籍和故事：关于它的科学突破、创始人和魅力领袖，还有格罗斯曼的弟子约翰·沃尔什（John Walsh）。

20 世纪 80 年代初，我作为一名 CURE 的研究人员来到洛杉矶，我的研究方向是胃肠道联系中的生物学。我在德国就读慕尼黑大学医学院期间，关于肠－脑联系领域的课程十分缺乏。在温哥华的英属哥伦比亚大学我刚刚完成了内科学住院医师的实习，我最初的设想就是赶快开始为期两年的研究工作，以实现我对科学的追求。

此时，约翰·沃尔什还是一位年轻的杰出研究人员，凭借着直觉，他做出了许多有远见的决定和重要发现，而这些是我后来才意识到的。

他一直对一组称为"肠激素"或"肠肽"的神经信号分子极感兴趣，这些分子最先是从外来青蛙的皮肤中分离出来的，后来又从哺乳动物的肠道和大脑中分离出来。当时，生物学家认为这些信号分子的作用机制是简单的化学开关，可以控制胃部盐酸的产生、胰腺消化激素的分泌或是胆囊的收缩。但在接下来的几年里，在现代肠－脑联系研究萌芽的时期，通过直接的观察，我们对这些信号分子的认识从简单的开关发展到了复杂的通用的生物语言，人类肠道内数以万亿的微生物可以使用这种语言与我们的消化系统，甚至是我们的大脑进行沟通。

一群意大利生物学家在维托里奥·厄斯帕莫（Vittorio Erspamer）的领导下，最初在一些外来青蛙皮肤中发现了几种肠肽，它们的作用似乎是威慑捕食者。当没有经验的幼鸟吃掉这样的青蛙时，这些分子将在其胃肠道中释放，引起有害的肠道反应，使食物变质，并且导致这些猎食的幼鸟反胃而吐出青蛙，这也使得幼鸟不想再去捕食这种类型的青蛙。由于青蛙产生了一种导致幼鸟体内的组织发生反应的肽类物质，因此也恰巧证明了青蛙和鸟类共享着一套化学物质的通信系统。

在意大利人公布结果不久后，维克多·马特（Viktor Mutt）和他在瑞典卡罗林斯卡医学院的同事开始在哺乳动物中寻找类似的肠肽。最终，他们将煮熟的猪大肠提纯得到了这些分子，并将它们送给世界各地的感兴趣的研究者们。当这些珍贵的提取物以粉末形式运送到沃尔什的实验室时，考虑到为分离它们而投入的工作量和时间，我们十分谨慎地使用它们。我们在清晨来到洛杉矶地区的屠宰场，带回了装有猪肠的容器，便可以自己从中纯化并且得到肠肽。当给动物注射一种叫作胃泌素的分子（这些肠肽中的一种）时，我们观察到动物的胃开始增加盐酸的分泌。注射另一种肠肽——促胰液素时，胰腺会开始分泌胰液，而注射生长抑素时，则倾向于关闭这两种功能。这些肠肽被称为胃肠激素，称之为激素是因为当它们注射到血流中时能够到达体内远处的靶组织，正如由甲状腺或卵巢产生的激素可以传送长距离的信息一样。

科学家不久就发现肠肽不仅存在于含激素的肠细胞中，而且存在于肠神经系统的神经细胞中，它们分泌肠肽微调肠道蠕动、液体的吸收和分泌。当神经科学家开始在大脑中进行研究时，他们发现了相同的物质。这些肽作为重要的化学开关，可以控制与饥饿、愤怒、恐惧和焦虑相关的各种行为和运动程序。

这个研究发现在 20 世纪 80 年代早期出现了意想不到的转折，由富有远见的生物学家杰西·罗斯（Jesse Roth）和德里克·勒罗斯（Derek LeRoith）领导的美国国立卫生研究院的科学家想知道微生物是否能够产生与沃尔什、马特以及厄斯帕莫从青蛙、猪、狗和其他动物中分离出来的相同的信号分子。他们在含有营养物质的肉汤中培养不同的微生物，从肉汤中分离出微生物，并测试它们是否存在胰岛素，这种激素能使我们的组织在进餐后储存来自糖类物质的能量。

在细胞和肉汤中，他们发现了类似于人胰岛素的分子，这种分子与人胰岛素是非常相似的，它可以刺激实验大鼠的脂肪细胞摄取葡萄糖。这个戏剧性的结果首次表明，胰岛素并不是最初如生物学家所想的那样，出现在动物中，而是存在于大约十亿年前出现的、更原始的单细胞生物体中。

我首次了解到勒罗斯和罗斯令人着迷的研究，是他们将从其他微生物中提取到的提取物送到沃尔什在 CURE 的实验室时，我们使用放射免疫测定法来识别和量化这些分子。这些研究得出了令人惊讶的结果：除了胰岛素，我们还发现了类似其他哺乳动物的肠肽分子。目前已经发现了许多肠肽和激素的远古微生物形态，包括去甲肾上腺素、内啡肽和血清素及它们的受体。

1982 年，罗斯和勒罗斯在《新英格兰医学杂志》上发表了一篇综述，总结了他们的发现，即人类的内分泌系统和大脑使用的信号分子可能起源于微生物。几年后，我对这种不断发展的科学十分感兴趣，我决定与我的朋友皮埃尔·巴尔迪（Pierre Baldi）合作撰写一篇推测性的综述文章，他是一位在加利福尼亚理工学院工作的杰出数学家。虽然加州大学洛杉矶分校的一位著名的语言学教授试图说服我，你只可能在人类交流的语境下谈论"语言"，但我们的标题还是写成了"肠肽是普遍的生物语言"。这篇文章发表在 1991 年的《美国生理学杂志》上。

当我把手稿送给沃尔什阅读时，他半开玩笑地说："你很幸运，这篇推测性的论文能被接收发表。这些想法大约比它们被证实的时间提前了 30 年。"（正如他一如既往的远见卓识，他的预测果真准确。）在论文中，我们认为这些信号分子代表了一个通用的生物语言，不仅被肠道使用，还被神经系统（包括"小脑袋"和大脑），以及免疫系统共同使用。人类不是使用这种"蜂窝通信"系统的唯一生物，科学证明青蛙、植物，甚至肠内的微生物也使用它们。通过将叫作"信息理论"的数学方法应用于生物数据，我们甚至能推测不同类型的信号分子（从激素到神经递质）能够在不同细胞和器官之间传递的信息量。

不幸的是，那时科学界还没有意识到这些早期发现会有多么深远的影响。正如沃尔什所预测的那样，用了近 30 年的时间，关于肠道微生物的肠－脑相互作用才再次来到了科学舞台的中心。

早期清理肠道的缺陷

达莉亚（Dahlia）戴着黑色墨镜，穿着黑色的衣服走进我的诊所，她仿佛是来参加葬礼的。因为见过很多这样的患者，我对她的打扮并不感到惊讶。深色眼镜可能是由于对光的极度敏感，这通常与偏头痛有关。她的衣服简直就是一个斗篷，达莉亚这位 45 岁的女人，或许想通过这样的穿着隐藏她的忧愁。

达莉亚来见我是为了解决令她头疼的便秘问题，但除了便秘，她的医疗问题还真不少。她还有其他的症状，包括全身的慢性疼痛、疲劳和偏头痛。我在与她的对话中发现，很明显，达莉亚处于长期抑郁状态，这种情况仅仅是由于她的胃肠道问题引起的。她告诉我，她正常排便的困难可追溯到婴儿期，当时她的母亲给她定期灌肠，这是当时许多母亲用来确保孩子每天排便的常见做法。

遗憾的是，每天使用灌肠剂和每周接受的高位灌肠（一种以温水注入上结肠的更广泛的灌肠方式）是达莉亚保证定期排便的唯一方法。达莉亚说，如果没有实施每日灌肠，她一度长达几个星期都没有任何自发性的排便。达莉亚坚持认为她的结肠是"死的"，不能够再运输任何东西了，她还担心如果每天不进行诱导性的排便，会感到难以忍受的痛苦。这些现象加上她对便秘不适感的恐惧，使她产生了一种强烈的想法：这种灌肠疗法是不能停止的。

达莉亚曾尝试了许多治疗方法，都以失败告终，用各种药物治疗她的抑郁症却只对便秘有短暂的缓解作用。似乎存在一些未知的机制迫使她的肠 - 脑轴总是处在一种异常的沟通模式中。我安排了一系列的检查，没有一个结果可以解释导致她便秘的原因。最令人感兴趣的现象是，一项针对结肠运输的检查发现，消化废物通过她的结肠所用的时间是完全正常的。

达莉亚还认为，她的焦虑、抑郁、疲劳和慢性疼痛的症状是因为她的肠道内产生了有毒废物，她无法摆脱这种想法：这些废物的存在对她的整体健康产生重大影响。许多内科医生如果遇到这样的患者，在了解了症状和奇怪的故事后就会进行结肠镜检查，提供最新的泻药处方并将患者转诊给精神科医生。今天我们知道这样的治疗策略会忽略患者症状中的一些重要的生物因素。就像达莉亚在她还是孩子的时候，在1岁时接受的灌肠影响了正常肠道微生物组成的发展，这很可能导致她的肠道微生物与神经系统的通讯方式发生了持久的变化。虽然我们还没有科学证据明确这些早期肠道微生物的变化是如何导致达莉亚的症状的，但她的故事却强有力地表明，健康肠道微生物的正常发育过程如果发生变化，很可能会使患者增加患精神疾病的风险，以及导致终身的肠-脑之间异常的联结。我相信，未来我们将有治疗方式扭转这种早期的肠-脑轴的程序化错误。到那时，将会出现一种整体性的治疗方法来解决她的精神症状，包括药理和行为治疗，通过益生菌的摄入和高植物性纤维的饮食建立更高的肠道微生物的多样性并通过草药泻药的施用刺激结肠中的液体分泌，这些治疗方法可能是有益的。这种方法也有助于认可患者的痛苦及其独特的经历。对于达莉亚这种情况，这种方法不仅能够逐渐改善她的胃肠道症状，而且还能减少她的焦虑和抑郁症状。

多年来，我见过许多患有复杂、看似无法解释的疾病的患者，我所学到的重要经验之一就是要以无偏见的方式倾听他们的故事——无论听起来有多奇怪、多么不符合当前的科学信条。医学生并没有学过如何诊断这样的患者，因此即使是经验丰富的胃肠病学家，也很容易对达莉亚做出错误的假设，而把一切归罪于她特有的心理问题。但我怀疑，除了改变的肠-微生物-脑的信息联络之外，她还固执地认为有毒废物在结肠中积累会导致各种身体和心理疾病，清理结肠是解决这个问题的基本途径，这种古老又顽固的信念，使她惯常的症状得以延续。这种观念，称为肠自噬或自毒作用，几乎与纸莎草一样古老，它的疗法是古代治疗传统的一部分，存在于世界的每一个角落。

关于肠道的疑问

在古埃及和美索不达米亚，人们认为在肠中腐烂的食物形成了毒素，然后通过循环系统在身体中流动，引起发烧，导致疾病。在公元前 14 世纪的一部埃及医学著作——亚伯斯古医籍当中，为治愈这样的病提供了一种方法：通过"排出排泄物"，即使用灌肠方法，来治疗二十多种不同的胃和肠道疾病。古埃及人称，法老教他们关于自毒作用的知识和使用净化肠道的方法来避免疾病。法老任命所谓"直肠的守护者"，来负责皇室人员的灌肠——这也是历史上最艰苦的工作之一。

在红海另一边的古美索不达米亚，有最古老的人类文明成员，苏美尔人，他们也应用灌肠的方法驱除疾病。古巴比伦人和亚述人也是如此。早在公元前 600 年他们就提到了灌肠剂。在印度，外科手术之父苏斯鲁塔（Susruta）在梵语医学著作中具体讲述了如何使用注射器、栓剂和直肠窥器。这个传统由阿育吠陀⊖从业者延续：五种解毒和清洁的印度草药疗法中最重要的就是用灌肠剂清洗下肠道。印度草药疗法的医生也常用尼鲁哈巴斯蒂（niruha basti，灌肠药物类型中的一种）治疗各种各样的疾病，包括关节炎、背痛、便秘、肠易激综合征、神经系统疾病和肥胖。东南亚、中国和韩国的医生也认为不洁的肠道是危险的。他们用灌肠和结肠灌洗来治疗"内在湿气"，他们认为"内在湿气"可能会导致包括高胆固醇、慢性疲劳综合征、纤维肌痛、过敏和癌症在内的许多疾病。

虽然西方医学的创始人对于自毒作用如何影响身体有其他的想法，但他们也认同自毒作用是不好的。古希腊医生希波克拉底（希波克拉底誓言正是由他的名字命名的），记录了使用灌肠治疗发烧和其他身体

⊖ 即印度草药按摩。——译者注

疾病。希波克拉底还有一个深刻的见解：所有疾病都从肠道开始。古希腊人采纳了埃及人的想法，即腐烂的食物在体内产生致病毒素，于是衍生了贯穿整个中世纪的平衡四种体液来维持健康的理论。

为什么人类如此长久地痴迷于潜伏在内脏里的危险呢？在诊所中，我看到许多来自不同种族、教育背景和社会经济背景的患者，他们也非常认同这个想法。他们认为胃肠道中一些很难定义、在科学上基本无法解释的过程引起了各种消化和健康问题。多年以来，这些可疑的过程包括肠道的酵母菌感染、过敏与对各种膳食组分的高度敏感、肠漏，以及肠道微生物群不平衡等。他们中的许多人已经开始使用昂贵而又烦琐的常规办法来对抗这些可疑的疾病，包括高度限制性的饮食、补充剂甚至抗生素。事实上，他们仍然带着消化不良的问题来到我的诊所，这使我怀疑他们尝试过的这些治疗根本无济于事，而仅仅是能够缓解患者的焦虑症状。

人类使用了各种非科学的解释和仪式来减轻不在他们控制范围内的健康威胁所带来的恐惧和焦虑。饮食净化法一直倍受欢迎，包括用来清洁肠道的榨汁和特殊饮食，而它本身就存在矛盾。今天，一方面，这些焦虑已经被流行作家在大众出版物中大肆宣扬——对我们食物当中危险因子的说法变来变去。另一方面，我们现在从科学研究中知道还是有必要警惕肠道中的微生物，以及它们可能产生的许多物质。正如人类社会中的犯罪分子、骗子和电脑黑客一样，肠道中也存在一些不遵守规则的微生物。在这些生命短暂的微生物中，尤其是寄生虫和病毒，它们有自己的生物周期（通常是生殖周期），为了达到它们的本能目的，会无视甚至是破坏我们的健康。它们学会了攻击我们最复杂的计算机系统——大脑，从而利用大脑的情感操作程序为自己获益。

我来分享一个有趣的故事以说明这些微生物是多么的复杂。这个故事是我 15 年前在旧金山的精神科会议上第一次听到的。研究慢性压力对大脑不良影响的先驱罗伯特·萨波尔斯基（Robert Sapolsky）在那里做了一场令人振奋的演讲，内容是关于邪恶但聪明的微生物弓形虫的故事。在演讲中，他描述了曼努埃尔·贝尔多（Manuel Berdoy）和他在牛津大学的研究小组在 2000 年发表的研究结果。这项研究发现，弓形虫会以一种非常狡猾而任性的方式追求自己的生存和繁殖。

虽然弓形虫只能在一个地方繁殖——受到感染的猫的肠道中——但这种寄生虫实际上可以通过破坏血脑屏障进入任何哺乳动物的大脑（包括人类），而血脑屏障是大脑的防火墙，负责隔离和保护大脑不受任何有害干扰的影响。猫一旦被感染，它们会通过排出粪便的方式驱除这种微生物。因此，妇科医生建议怀孕妇女不要与猫和它们的便盆共处一室，并避免从事园艺，因为猫可能会将粪便埋在地下。在弓形虫的理想世界中，猫排泄寄生虫，啮齿类动物随后将其摄取，然后寄生虫进入啮齿类动物的身体，特别是在其大脑中，形成圆形囊虫。一只猫吃到了被感染的啮齿类动物，摄入的囊虫在猫的胃肠道中繁殖，猫在其粪便中释放新孵出的寄生虫，弓形虫的生命便如此继续循环下去。

在这里，情节出现了一个有趣的转变，恰恰证明了这种微生物是非常聪明的。在正常情况下，感染的大鼠的病原体基本不可能回到猫体内，因为啮齿类动物会本能地避免与猫接触。但被弓形虫感染的啮齿动物不仅失去了它们对猫的本能恐惧，它们甚至开始被像猫尿液气味的区域所吸引。

为了实现这一点，寄生虫的小囊虫带着像巡航导弹般的精确性以及最小的附带损伤侵入到大鼠大脑的特定区域。其目的是攻击引起"战或逃"反应的情绪操作系统。这种情绪和运动程序通常导致大鼠在感受到附近有猫的气味时就逃跑，但寄生虫有针对性地消除了大鼠对猫的恐惧。感染的大鼠对除了猫以外的捕食者继续表现出它们正常的防御行为，并且它们在实验室测试中也能正常地执行记忆、焦虑、恐惧和社会行为。但是对于猫，囊虫的作用不仅仅是消除恐惧。它们还增强了附近调控性吸引力的脑环路的活性，导致受毒性血浆感染的大鼠嗅到猫，会把猫当作异性进而靠近猫。这种对鼠类大脑操作系统的狡猾作用劫持了先天的恐惧反应，竟然把猫的气味当作有吸引力的异性。换言之，感染的大鼠对猫产生了好感。

这些策略背后的进化简直聪明绝顶。制药公司花费数十亿美元开发药物，旨在完成和弓形虫同样的任务。但这些投资大多都失败了。例如，开发用于减轻焦虑症中的恐惧反应和阻断促肾上腺皮质激素释放因子（涉及应激反应的分子）作用的化合物，以及治疗患低反应性障碍的女子性欲的化合物，虽然它们被证明是有效的，但依然存在潜在的严重不良反应。

有许多其他微生物还发展出令人惊讶的、操纵宿主动物行为的复杂方法。当狂犬病病毒导致其宿主（例如狗、狐狸或蝙蝠）变得具有攻击性时，它是通过入侵负责愤怒和攻击的特定脑环路来实现的，这增加了被感染动物的攻击性和咬住另一动物（或人）的机会，从而将其唾液中包含的病毒转移到受害者的伤口中。虽然弓形虫和狂犬病病毒在其宿主动物的神经系统方面具备高度专业化的知识，但是许多其他致病微生物（包括细菌、原生动物和病毒）也同样进化出了令人惊讶的聪明方式来操纵宿主动物的行为。

如果一个黑客用弓形虫和狂犬病毒操纵大脑的方式来操纵一个公司的计算机系统，我们会怀疑，入侵的是一个对系统的代码有深入了解的熟练黑客，并且是作为内部人士作案。弓形虫和狂犬病已经进化到熟知哺乳动物肠－脑轴的内、外部机制的程度，它们具备详细的哺乳动物情感操作系统的知识，并可以通过操纵它们来实现自己的目的。

然而，寄生虫和病毒不是唯一对我们大脑具有显著影响的微生物。

在过去十年里，研究人员发现，在我们的肠道里和平生存的一些微生物，即使它们不会用这些技能对付我们，也具有同样令人印象深刻的能力。而它们对肠－脑轴的影响也是同样深远的。

是微生物介导了肠－脑通信吗

几年前，我们许多人研究了肠－脑的交互作用，并认为我们已经确定了所有双向脑－肠－脑通信的基本组成部件。

我们知道肠道有许多方式来监视消化和环境：它可以感觉热、冷、疼痛、伸展、酸度、食物中的营养素和其他特性——事实上，我们的肠道表面可以说是我们身体最大和最复杂的感觉系统。似乎很清楚，这些肠道感觉是通过激素、免疫细胞的信号分子和感觉神经（特别是迷走神经）的作用传递到我们的"小脑袋"和大脑的。这些新的知识解释了一些问题：为什么我们的消化系统功能如此的完善？在我们大多数无意识的时候，为什么肠道遇到被污染的饭菜时会如此反应，以及为什么我们在一顿美餐后会感觉愉悦？

我们也知道，在消化的管理体系中，肠道神经系统——肠道中的"小脑袋"——作为一个局部监管机构，在紧急情况下与具有最高权力的大脑保持密切的联系。我们了解到当自己有情绪时，大脑中专门的情感操作程序会产生独特的"剧情"，在我们的"肠道剧场"中上演，导致典型的肠道收缩、血液流动以及对应每种情绪的重要消化液的分泌模式。

临床医生认同这些新的认识，即受到干扰的脑和肠之间的沟通在功能性肠道疾病（如肠易激综合征）中起着重要的作用。与绝大多数精神科医生和大多数胃肠病学同事的观点相反，我很早就怀疑这种沟通系统的改变甚至可能导致非消化性疾病，如焦虑症、抑郁症和自闭症。

　　然而，正如在科学中经常发生的那样，我们最初的自信被证明是不成熟的。虽然我们已经发现了很多关于肠道和大脑之间的双向通信，但显而易见的是，我们的身体实际上以精细的肠－脑电路形式控制肠道反应和肠道感觉，肠道微生物群是其中的基本组分。我们已经得出了初步的结论，并做出了预测，但却没有考虑到肠道微生物群的关键作用。

　　事实证明，我们情绪触发的肠道反应不会停留在肠道的扭曲和痉挛处。它们还会触发无数的肠道感觉，然后回到我们的大脑，在那里它们可以调节或创造肠道的感觉，并且把它们存储为特定体验的情绪记忆。我们在最近几年才意识到，世界各地的科学家也都惊讶地发现，我们的肠道微生物在肠道反应和感觉之间的相互作用中起着不可或缺的作用。

　　正如我们现在所认识到的，大量这种无形的生命可以通过各种信号（包括激素、神经递质和无数小的代谢物）不断地与我们的大脑沟通。那些代谢物是微生物特有的饮食习惯的结果，它们在摄入我们饮食中不可消化的剩余物、肝脏分泌到肠道中的胆汁酸或覆盖在肠上的黏液层时，就会产生这些代谢物。事实上，在肠道和大脑之间的对话中，你的肠道微生物使用着复杂的生化语言进行广泛的对话，我称之为"微生物语"。

　　为什么我们的肠道微生物和我们的大脑需要这样一套复杂的通信系统呢？微生物语是如何建立的？为了回答这些问题，我将带你回到遥远的过去，回到原始的地球上，到那个充满着丰富微生物的海洋里。

微生物语的起源

　　大约 40 亿年前，生命以单细胞微生物——古细菌的形式首先出现在地球上。在它们生存的前 30 亿年里，微生物是地球上唯一的居民。数以万亿计的微生物，比我们星系中的星星还多。它们在一个无声但是庞大的海洋世界中浮游，这里包含了近十亿种具有不同种类、形状、颜色和行为的看不见的微生物。

在如此长的时间里，通过自然选择的试验和淘汰，这些微生物逐渐建立并完善了彼此沟通的能力。为了实现这一点，它们制造信号分子用以发送信号；制造受体分子作为这些信号的特定解码机制。通过这种方式，一个微生物释放的信号分子可以由附近的另一个微生物解码，并且实际上该信号可以触发接收微生物的瞬时或持续的行为变化。正如杰西·罗斯和德里克·勒罗斯所发现的那样，许多信号分子非常类似于目前肠道所使用的与肠道神经系统和大脑交流的激素与神经递质。你可以认为这些分子是一种古老且相对简单的语言——就像你身体中不同的器官系统使用至今的各种生物信号语言。

大约 5 亿年前，第一批原始多细胞海洋动物开始在海洋中进化出来，一些海洋微生物就在其消化系统中居住下来。这些微小的海洋动物之一——水螅——今天仍然可以在淡水水域中见到。这种生物只不过是一个漂浮的消化道，它是一个几毫米长的管，一端有口，沿着管壁是消化系统，这里布满了微生物，另一端有一个吸盘，将身体固定在岩石或水下植物上。

逐渐地，动物和微生物建立了共生关系，并且微生物发现了将重要的遗传信息传递给它们的宿主动物的方法。这些信息为宿主动物提供了自身缺乏的一系列分子，微生物在数十亿年的反复试验中学会制造这些分子。这些分子中的一部分成为我们身体现在使用的神经递质、激素、肠肽、细胞炎症因子以及其他类型的信号分子。

几百万年来，随着原始海洋动物进化成更复杂的生物，它们发展出了简单的神经系统，形成围绕其原始内脏的神经网络，与今天围绕我们内脏的肠神经系统的网络没有什么不同。这些生物中的神经网络使用它们从微生物那里获得的遗传指令来产生信号化学物质，使得神经元彼此传递信息并指示肌肉细胞收缩，这些信号化学物质就是我们人类神经递质的前身。

令人惊讶的是，这些简单的神经网络和它们的信号分子使数百万年前的原始动物对食物产生反应，其方式与我们今天的肠道类似。当它们消化食物时，它们从事与人类消化道相似的机械运动：一系列反射推动胃和肠上段吸收的食物通过食道，并帮助排泄无用的肠内容物。当这些动物吃到毒素时，它们能够将食物从胃肠道的一端或两端排出，这与人类食物中毒相关的呕吐和腹泻等同。这些早期的海洋动物也含有能够分泌某些化学物质以帮助其消化反应的分泌细胞。这些分泌细胞可能是我们肠内分泌细胞的祖先，肠内分泌细胞产生身体中绝大部分的血清素和胃肠激素，使你产生饥饿感或饱腹感。

微小的海洋动物与寄居的微生物之间形成新的共生方式对它们大有裨益。动物能够借此消化某些食物以获得自身无法合成的维生素，逃避或排除毒素，并远离生存环境中的其他危险。在它们的消化系统中的微生物也获得了一个安全、方便的环境，可以茁壮成长，并从一个地方自由转移到另一个地方。这种微生物的集体就是肠道微生物群最早的形态。

肠道微生物和宿主之间的这种共生关系对双方都是有益的，在今天的地球上，这几乎对于每个活的多细胞动物都是如此，从蚂蚁、白蚁和蜜蜂到牛、大象和人类。事实上，这些基本的消化活动已经持续了数亿年之久，证明肠道和肠神经系统的进化设计的精妙。这也使我们可以理解微生物、肠道和大脑之间为什么有这样复杂的关系了。

随着动物进化类型更加复杂，原始神经系统发展成了消化系统外部的更复杂的神经网络。神经网络与肠神经系统分离，但仍然与肠神经系统密切相关，并且保留了大多数信号传导机制。精细的新神经网络在内颅骨中建立了指挥部门，最终发展成为中枢神经系统。

逐渐地，中枢神经系统接管了与外部世界相关的行为管理，这些行为最初仅由肠神经系统处理，包括根据特定的情况接近或逃离其他动物的能力。这些功能最终转移至大脑的情绪调节区域，而肠神经系统本身则继续负责基本的消化功能，这种分工一直在我们的肠－脑轴中延续至今。

自从一些微生物最初与简单的海洋动物的原始肠道接触后，到现在几亿年已经过去了。但是，我们漫长的进化之旅有助于解释为什么今天你的肠道，包括其肠神经系统及其微生物群，仍然对你的情绪和整体健康有如此强大的影响。

古老的契约

花点时间来思考肠道微生物群的奇迹吧。这种包括大约 1000 种微生物的集合比你的大脑和脊髓中的总细胞数还多 1000 倍，是整个人体细胞数量的 10 倍。肠道微生物群与你的肝脏一样重，比大脑或你的心脏更重。这导致一些人将肠道微生物群称为新发现的器官，复杂程度堪比大脑。

绝大多数肠道微生物不仅是无害的，而且实际上是有益于健康的，这些被科学家称为共栖物或共生体。共生体从它们的宿主那里获得营养，并且作为交换，它们帮助保持肠道平衡并防御入侵者。但是也有一小部分潜在的有害微生物，称为致病体，存在于肠道里。在某些条件下，这些不可靠的微生物可能调转枪口、对准宿主。致病体的分子工具会攻击你的肠道内壁，导致炎症或溃疡。这种"背信弃义"可能是饮食的变化、抗生素治疗或严重压力的结果，并且会导致某些细菌群体的异常积累或毒性的增加，从而将之前的共生体转化为致病的有机体。

然而，人类肠道微生物很少采取这种侵略性行为。相反，它们通常能与我们和谐共处，它们专注于自己的事情，包括消化、生长和繁殖。我们的免疫系统也不会将强大的武器转向肠道微生物群，原因很简单，双方的损失远远超过双方的收益。相反，双方通常会为另一方提供服务。这是一个具有古老约束力的契约，它既是和平条约又是贸易协定，确保了所有相关方都会得到实质性的利益。

微生物和它们的宿主之间的共生关系在数百万年前以最简单的形式建立，并在我们的身体里持续至今。微生物能够在我们的肠道中享有生活特权并且得到利益，它们有恒定的食物供应、适度的温度和自由迁移的便利，除此之外，它们还获得接入我们内部互联网的权限，该互联网是由激素、肠肽、神经冲动和其他的化学信号持续传递的信息流。这些信息允许微生物跟踪我们的情绪状态及压力水平，了解我们处在睡眠或觉醒状态，以及了解我们面临的环境条件。获得这些私人信息有助于微生物调整其代谢物的产生，这不仅可以确保自己的最佳生活条件，而且还可以确保与我们的肠道环境和谐相处。

作为交换，微生物为我们提供必需的维生素，代谢由肝脏产生的消化化合物，即胆汁酸，并且对从未接触过的外来化学物质（所谓的异生物质）进行解毒。最重要的是，它们通过消化我们的消化系统不能独立分解或吸收的膳食纤维和复杂的糖分子为我们提供大量额外的热量，如果没有微生物，这些额外的热量将随着粪便的排泄而损失掉。在史前时代，人们更关心能否狩猎和收集到足够的食物，而不是能否穿上瘦瘦的牛仔裤，而肠道微生物群可以从食物中提取额外能量以帮助它们生存。但是今天，随着我们周围充斥着过多的食物以及肥胖大肆流行，肠道微生物提供的额外能量反倒成了负担。

这一古老的具有约束力的契约使微生物和宿主之间建立了数百万年的和平相处的关系。这是一项了不起的壮举——我们人类的历史远远不能与这种程度的和谐相提并论。

微生物语和内部互联网

你的肠道微生物正在与你的胃肠道、免疫系统、肠神经系统和大脑进行着对话——正如在任何合作关系中，这种健康的沟通是至关重要的。最近的研究发现，这些对话如果被干扰可导致消化道疾病，包括肠炎和抗生素相关性腹泻、肥胖症以及其他有害的后果，并且可能会导致许多严重的大脑疾病，包括抑郁症、阿尔茨海默病和自闭症。

和大脑的交流是通过若干并行的"通道"实现的，这些通道使用不同的信号传输模式。包括可以作为炎症信号与大脑交流的分子，它们像激素一样穿过血液，或以神经信号的形式到达大脑。这些渠道中的交流并不是孤立的，我们看到，它们之间有大量的交互作用。肠道微生物可以听到大脑中进行的谈话，反之亦然，通过肠道微生物与大脑沟通渠道的信息流是非常活跃的。

允许通过该系统的信息量在很大程度上取决于肠道表面黏液层的厚度和完整性，即肠壁的渗透性和血脑屏障。通常，这些屏障是相对牢固的，并且可以使肠道微生物到大脑的信息流动受到限制，但压力、炎症、高脂肪饮食和某些食品添加剂可以损伤这类天然屏障。

要完全掌握微生物在你的身体到底发挥什么作用，暂且将各种微生物的通讯渠道想象为光纤线路或电缆，为家庭提供互联网服务。但通过该管线传输的信息量有所不同。在某些时刻，微生物会上传相对较小的"文本文档"，并且传送的信息量很小；但在其他时刻，它们会上传一系列巨大的信息密集的视频片断。

　　然而，这种通信系统的工作方式与你的家庭宽带服务不同。互联网提供商的服务合同限制了每秒可以上传或下载的信息量。换句话说，你的带宽取决于你注册的是便宜的经济套餐还是昂贵的豪华套餐。相比之下，你的肠道微生物和大脑之间的互联网连接是一种动态的形式，就像你在大多数时间使用的是经济套餐，但当你紧张时，则会快速切换到豪华套餐——就像在法国餐厅，你享用了鹅肝酱做的开胃菜和黄油煎的鱼片之后那样。

　　谈到微生物语的沟通渠道，让我们从免疫系统在肠道微生物信号传导到大脑中的作用开始。这种微生物－免疫系统－大脑的对话能以几种方法得以实现，而且改变肠道微生物和免疫系统之间的相互作用的结果最近受到了很多关注，因为干扰这种复杂的对话会导致许多大脑疾病。

　　其中一种交流方式涉及一种被称为树突状细胞的特异化免疫细胞，它们位于肠内壁下方。树突状细胞具有延伸到肠内部的"触角"，在那里它们可以直接与在肠壁附近存活的肠道微生物群相接触。这些免疫细胞传感器是第一道侦察线。在正常条件下，这些细胞部分上的受体——所谓的模式识别或 Toll 样受体（TLR）——识别来自良性微生物的各种信号，确保免疫系统一切正常，没有必要采取防御措施。在生命早期，通过与各种肠道微生物相互作用，我们的免疫细胞已经学会了正确地解读这些和平信号。与之相反，当这些机制检测到存在有害或潜在危险的细菌时，它们会引发固有免疫应答——肠壁中炎症的级联反应——以确保病原体不会对机体造成损害。

　　最近的研究发现，保护肠表面的黏液是由肠壁中的特化细胞产生的，并且有序地分为两层：内层是薄薄的，牢固地黏附在肠壁细胞上，外层比较厚并且不稳固。人眼几乎是看不见这两个透明层的，合在一起仅 150 微米厚，或者约为人类头发的 1.5 倍厚度。内部黏液层致密并且细菌不能穿透，从而确保上皮细胞表面没有细菌。相反，外层含有大多数肠道微生物以及复杂糖分子（即黏蛋白），特别是当你快速进食或饮食中纤维含量较少时，这些黏蛋白就成为微生物重要的营养来源。

当微生物穿透覆盖在肠道内壁的保护黏液层时，其细胞壁的分子就会激活肠道内下方的免疫细胞，然后根据微生物是否构成危险或构成危险的程度定制免疫应答。一种叫作脂多糖（LPS）的分子在这种微生物免疫系统的对话中尤为重要。脂多糖（是某些革兰氏阴性微生物的细胞壁成分）能够增加肠的通透性，从而协助微生物向免疫系统入侵。

与一般的认识相反，只有严重感染肠道的细菌或病毒才能触发免疫系统做出反应。在高脂肪膳食的人体中，这样的革兰氏阴性菌含量提高，或者是厚壁菌门和变形菌门的数量增加，这有可能长期地激活这种免疫反应。当炎症、压力或大量的膳食脂肪损害了隔离我们与肠道内微生物的天然屏障时，肠道微生物或其信号分子就可以穿过肠道内层，从而引起更激烈的肠道免疫反应，甚至扩散到整个身体引发炎症。这个过程称为代谢性毒血症。

不管肠道免疫系统如何检测微生物，它都是通过产生大量称为细胞炎症因子的分子来进行免疫应答的。在某些情况下，这些细胞炎症因子可以引起肠道局部发炎，正如在肠炎或急性胃肠炎中所发生的那样。一旦在肠道中产生细胞炎症因子，这些信号就可以传送到大脑。比如，它们可以与迷走神经的附属神经末梢上的受体结合，通过肠 – 脑信息高速公路将长距离信息发送到大脑中的重要区域，降低你的能量消耗水平，增加疲劳感和疼痛的敏感性，甚至使你抑郁。当发生较轻的迷走神经炎症时，迷走神经末梢对饱腹感信号的敏感性降低，损害了在饱腹后停止进食的正常机制。这种受到干扰的机制通常是高脂肪膳食消耗患者的一大问题。

　　另外，细胞炎症因子可以进入到血流中，像激素一样在大脑中穿行，横穿血脑屏障，并激活大脑内的免疫细胞（称为小神经胶质细胞）。由于我们大脑中的大多数细胞是小胶质细胞，会对细胞炎症因子做出反应，这使得大脑成为肠道微生物免疫系统信号的靶器官。这种从肠道到大脑的长距离免疫信号传导与神经退行性疾病的发生有关，如阿尔茨海默病。

　　除了与免疫系统具有紧密的沟通以外，微生物还能使用它们的代谢产物与大脑进行有条不紊的沟通。肠道微生物高度多样并且数量众多（每个人类基因就有360个肠道微生物基因与之对应），可以消化我们不能消化的物质。肠道微生物所产生的几十万种不同代谢产物，其中许多是我们的消化系统自身不能产生的。大量的微生物代谢物进入血流，可占所有循环分子的近40%。许多代谢产物具有神经活性，这意味着它们可以与我们的神经系统相互作用。大肠吸收这些代谢物中的一部分，将它们转移到血液循环中，并且如果肠道通透性高，将会使更多的代谢产物进入血液。一旦进入血液循环，代谢产物就可以像激素一样进入身体中的许多器官，包括大脑。

　　微生物代谢产物传递信号到大脑的另一个重要方式是通过肠壁中含有血清素的肠嗜铬细胞。这些细胞遍布检测受体，可以检测到各种微生物的代谢物，包括胆汁酸代谢物和短链脂肪酸，如丁酸盐，它来自全麦麦片、芦笋或你喜欢的素食。一些代谢产物可以增加肠嗜铬细胞产生的血清素，这样更多的血清素会经由迷走神经向大脑发出信号。这些代谢产物也可以改变你的睡眠、对疼痛的敏感性以及整体的健康。动物实验证明它们会影响焦虑行为和社会行为的发生。食用富含水果、全谷物和蔬菜的膳食后感到心情愉悦，可能是这些代谢产物在其中发挥了作用，或是在吃了太多油腻的薯片或炸鸡而感觉心情糟糕时，也可能是它们的作用。

数以百万计的对话

肠道微生物群的作用之所以如此有趣而深远，是因为大量的微生物恰好处于分离肠道反应与肠道感觉的位置上。根据你刚吃的饭菜类型，或肠道是否完全排空，肠道神经系统改变着肠道环境，通过控制酸度、流动性、消化液分泌和消化道的机械收缩来控制消化过程。因此，肠道微生物不断适应区域的酸性变化、重要消化液的分泌、营养物质的变化，以及在排泄之前需要多少时间来消化它们。同样，当压力或高度焦虑导致大脑的情绪操作程序创造出戏剧性的情节，在我们的肠道中上演时，会改变肠收缩的模式、食物从胃到大肠的通过率和血流量。这可以显著改变小肠和大肠中微生物的生活条件，并且这也可能是你处在压力状态时肠道微生物组成会改变的原因之一。相比之下，当你感到抑郁时，肠道内的一切就会慢下来，微生物能感知到这些变化，并激活相应基因，帮助它们适应这些变化的条件。

与此同时，消化、免疫和神经组织正忙于使用包括肠肽、细胞炎症因子和神经递质的信号分子来进行彼此的联系。至关重要的是，所有这些物质都是生物化学语言的要素，基于我们长期共同进化的历史，这些实际上就是与"微生物语"差别甚远的方言。

当科学家最初对肠道微生物在肠－脑交流中的关键作用的惊讶情绪消散后，我们也在过去几年中进一步研究了这种联系，更清楚地认识到，大脑、肠道和微生物组都不断在密切地沟通着。我们开始将大脑、肠和微生物组作为单个集成系统的各个部分，各部分之间具有大量的交互和反馈的联系。我在整本书中将这个系统称为脑－肠－微生物轴。

在整个 20 世纪，科学家看不到与我们合作的微生物伙伴，因为它们绝大多数不能在实验室里培养。多亏自动基因测序技术能够识别不同种类的微生物，以及超级计算机可以处理大量的微生物数据，否则我们没有办法进行广泛的研究，确定有哪些微生物，它们共同拥有哪些基因，以及它们可以产生哪些代谢产物。更具体地说，我们当时对脑－肠－微生物轴中的各种参与者之间是如何相互联系的机制认识还是不够的。

现在很清楚的是肠道微生物在我们的身体中不仅仅扮演着一个重要的角色。正如斯坦福大学微生物组专家大卫·雷尔曼（David Relman）所言："人类的微生物群是人类意义所在的基本组成部分。"它们除了在帮助我们消化大部分饮食方面有不可或缺的作用，我们开始清楚肠道微生物对大脑的食欲控制系统和情绪操作系统、行为，甚至心理层面都具有广泛而完全意想不到的影响。当涉及我们的感觉，我们如何做出基于直觉的决定，以及我们的大脑如何发育和老化时，消化系统中的微生物都有一定的影响力。

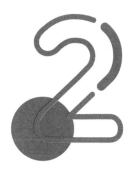

第二部分

直觉与肠道直觉

与饥饿有关的肠道直觉组成了你的有关世界的好与坏的早期信号,它们与生俱来。

第 5 章

不健康的记忆：
生命早期经历对肠－脑对话的影响

　　直觉告诉我们，成长在一个和谐、安全的家庭环境对一个人的发展是有利的。因此，全世界的父母都在努力为他们的孩子提供最优质的生长环境。随着精神分析学的出现，我们逐渐了解到某些压抑的、不良的童年经历会导致成年后的心理问题。大多数情况下，这样的童年经历是父母无法控制的。畅销书《天才儿童的悲剧》（*The Drama of the Gifted Child*）的作者、心理学家爱丽丝·米勒（Alice Miller）40 年前就断言，所有精神疾病的发生都源自童年未解决或潜意识的创伤，其本质要么是生理上的，要么是心理上的。尽管在 19 世纪 80 年代初，在我学习医学期间很着迷于阅读米勒的书，但我花了超过 20 年才意识到在她书中列出的早期不良生活事件和成年后的健康后果之间的联系不仅与行为和心理问题（如抑郁、焦虑和成瘾）的发展有关，还可能与患者的健康问题相关，特别是慢性胃肠功能障碍。

　　现在，询问患者 18 岁之前的病史已经成为我问诊的重要组成部分了。这很简单，不需要专门的精神分析培训，也不需要太多的时间，与询问大量临床症状的细节相比，我通过研究许多患者早期的生活经历，通常能够得到关于他们疾病的更重要的线索。我总是问我的患者一个简单的问题："你觉得你的童年快乐吗？"令人惊叹的是，问这个问题不需要任何额外的调查，我通常能够得到患者记忆中 18 岁之前生活中创伤性经历的真实描述。大多数时候，患者不会将这样的经历和目前的疾病联系在一起。此外，正如多年来我知道的那样，他们的回答揭示了很多成年后罹患胃病的起源与本质的问题。

多年来，超过一半的患者告诉我他们成长过程中存在家庭问题。有的可能是父母之一生病，或者经历过父母剑拔弩张的离婚，又经历长期的监护权纠纷，或者在更为极端的情况下，比如有一个亲密的家庭成员酗酒或有毒瘾。一些患者向我吐露了他们小时候经历了父母或陌生人的语言、身体或性虐待的经历。

几年前，一位 45 岁、名叫詹妮弗的女患者来我的诊所看病。她说："我一直都有腹部疼痛的症状，但去年变得更糟了。"为了更好地了解她腹部疼痛的本质，我问了她的大便情况。她说有些日子她必须频繁跑去上厕所，而在其他时候，她会连续好几天便秘，不去厕所。她腹泻的时候，肚子痛得更厉害，而上厕所会暂时缓解这种痛苦。在我们的交谈中，我得知詹妮弗也遭遇过痛苦的情感创伤。她说从十几岁的时候开始，她就患有焦虑，并伴随着惊恐发作，并且患有反复发作的抑郁症。

詹妮弗也找过其他几位专家就诊，包括两位肠胃科医生和一位精神科医生，做了常规的诊断检查，包括上、下消化道的内窥镜检查和腹部 CT 扫描。没有一项检查显示出病因。"我看的最后两名医生告诉我肠道没有什么严重的问题，并暗示这一切都是我的心理作用。"她说。

詹妮弗的医生针对无法解释的肠 - 脑症状开了典型的鸡尾酒药物处方：抗抑郁药西普兰和抗酸药物奥美拉唑。但他们还告诉她必须学会接受她的症状，因为他们没有什么更多的治疗方法可以帮她了。"我几乎已经对医学专家失去了信心。"她告诉我。

　　与探索早期生活经历相关的危险因素相比，通常医生用更多的时间来询问患者排便习惯的细节，检查血压和胆固醇水平。然而，最近的一项针对随机抽取的近 54 000 名美国人的研究发现：经历过不良事件的儿童或青少年，在成年后更易出现不良的健康状况，如心脏病、中风、哮喘和糖尿病。这种成年后的健康状况不良的风险，随着参与者 18 岁之前不良经历的增加而增加。之前一个大型健康维护组织关于健康记录的分析（不良童年经历研究）报道了相似的发现，儿童期有不利经历的参与者的酗酒、抑郁及药物滥用的风险增加 4 ～ 12 倍，自我评价的健康得分减少 1/4 ～ 1/2。这两项研究中使用的调查问卷就是负面童年经历问卷，调查参与者儿童时期的创伤性事件，例如性、身体和情感方面的虐待以及普遍的与父母有关的家庭功能障碍等。大多数问题探索的是家庭的稳定被打破，以及主要照顾者与儿童之间的滋养的互动关系遭到破坏的情况。还有其他研究表明，贫困与不良的健康状况之间的联系主要来自社会经济地位较低的生活所导致的慢性压力。

　　虽然各种创伤或不稳定的成长、抚养经历与不良的健康后果之间的联系已经非常明确，但只是在过去的 30 年里，我们才科学地解释了这一联系的生物学机制，使扭转生命早期的不利影响成为可能。这些科学的见解不仅惊人，还会对我们的健康产生深远的影响。如果更多的医生意识到这些关联，并花时间询问患者的童年，他们可能找到重要的风险因素，甚至可能设计出更有效的综合治疗方案来帮助这些患者。

　　在对詹妮弗问诊的时候，我问了她为什么在几年前开始使用抗抑郁药物西普兰。当我们谈到她的抑郁和焦虑时，她坚持道："这与我的胃痛没有关系呀。"我没有试图改变她对这个敏感话题的想法，而是继续温和地探索病因，我怀疑她的慢性消化系统症状和心理症状存在同一个潜在的病因。

"你有一段快乐的童年吗？"我问她。奇迹发生了，这个问题竟然解锁了一本有关压力的故事书。当詹妮弗还在子宫里未出生的时候，她的外祖母被诊断出患有乳腺癌，这个噩耗令她怀孕的母亲十分痛苦；当她还是一个小女孩的时候，她目睹父母好几年都在争吵，他们痛苦离婚的时候，她只有 8 岁。詹妮弗在她的家人中并不是唯一一名患有抑郁症和肠道问题的人，她的母亲和祖母一生患有抑郁和焦虑，她记得她们总是抱怨她们的"胃病"。珍妮弗的过去突然提醒我，她大脑和胃肠道症状可能存在共性根源，这给了我可以帮助她的自信。

和许多患者一样，詹妮弗从未考虑过她的身体和情绪上的症状可能是有关联的，它们可能与她充满压力的早期经历是有关联的，或者那些经历决定了她的大脑、肠道和其中的微生物使用一种不健康的方式进行互动。越来越多的科学研究表明，这一观点早就该整合进现代医疗实践中去。

压力的程序

2002 年的春天，在亚利桑那州塞多纳的小型学术会议上，两位有主见的医生提出了"与压力相关疾病的病因"，这是极具争议的观点。我和埃默里大学的一位杰出精神病学家查尔斯·内梅罗夫（Charles Nemeroff）共同组织这次会议，以探索早期生活创伤在一系列慢性疾病和精神疾病中的角色。塞多纳位于红石荒野中，却引来了北美各地的顶级研究者和医生。

会议的第二天，加拿大著名的精神分析学家和腹部外科医生吉斯兰·德夫勒德（Ghislain Devroede）走上讲台。德夫勒德主治儿童时期遭受性虐待的患者，他用精神分析的方法发现了他们压抑的痛苦和耻辱的感受。他认为，如果不这样治疗，被压抑的情感就会埋在身体内从而导致身体的症状。他讲了这样一个故事：患有盆腔疼痛和慢性便秘等肠道疾病的患者在接受精神分析治疗和面对过去的困难之后，症状就会消失。

内梅罗夫在精神疾病的生物学基础研究领域已经颇有声望，但他并不支持此观点。他向德夫勒德提出了挑战："据我们了解，精神分析对治疗早期生活的身心创伤的效果不是很好。"这使得房间里的气氛立刻变得紧张起来。内梅罗夫表明再多的精神分析也不能逆转患者大脑中早期的虐待痕迹。大部分我们邀请的与会者也同意这一观点。我们已经不再去思考弗洛伊德的那些关于早期经历或神经症可以帮助患者治愈抑郁的观点了。

相反，科学早就改变了我们的想法。我们现在对于早期的压力的经历已有确凿的证据，包括一个主要照顾者和他（或她）的孩子之间不良的互动可以在孩子大脑中留下持久的痕迹。我们也从大量对人群的研究中知道这些变化可以引起压力敏感障碍，例如抑郁和焦虑的发生，也可能在肠胃疼痛综合征如肠易激综合征中发挥作用。但问卷调查数据和心理学理论不足以帮助这些患者。为了研发新的旨在扭转这种患者的早期决定因素的治疗方法，我们需要知道，早期经历是怎样改变大脑应对各种各样的压力的具体神经环路，而这些知识只能从生命早期经历逆境的动物模型的基础研究中获得。

认识的突破始于 19 世纪 80 年代，精神病研究者意识到压力对动物（如大鼠、小鼠和猴子）和人可产生相同的生物学效应。相对于语言、情绪虐待和婚姻不合等独特的人类行为，这些动物研究主要集中于母体与子代的互动上，因为在实验室中模拟这种互动更为容易。

举例来说，啮齿类动物像人一样，有不同的性格：有的羞怯，有的善交际，有的是无畏的探险家，其他的就喜欢待在窝里。对于母鼠来说，虽然它们基因大体相同，有些却能更好地培育后代。一只抚育后代的大鼠妈妈是这样溺爱它的幼崽的：它躬着背，双腿岔开，罩在幼崽上面，允许它们随时更换乳头，长时间地舔舐并照料它们的日常；而另一只粗心大意的母鼠躺在一边或是躺在幼崽上面，幼崽们挣扎着吸食乳汁，这样可以使它们无法更换乳头或扭动。而这两者都是对幼鼠有益的行为。

19 世纪 80 年代末一项具有里程碑意义的实验开始了，蒙特利尔麦吉尔大学的神经学家迈克尔·米尼（Michael Meaney）研究了母鼠和幼鼠之间的互动是如何影响幼鼠的生活的。他的研究团队选择了基因相同的母鼠并录像，分析幼崽哺乳期母鼠的行为。然后让幼崽长大，检查对比正常养育的母鼠和承受压力的母鼠后代的表现。

受到溺爱的幼鼠长成后更懒散，对压力的反应更少；当不限量地供应酒精或可卡因时，它们也不易上瘾；他们比其他大鼠更擅长社交、更大胆以及更愿意探索新的地方。承受压力、粗心的母鼠养育的幼崽，成年后有孤独倾向，容易发生焦虑、抑郁及成瘾行为。在母猴和其幼崽的研究中也发现了类似的结果。有压力的猕猴幼崽的母亲行为前后矛盾、性情古怪，有时对幼崽漠不关心，这样的幼崽长大后容易羞怯、顺从、胆小以及不喜欢群居，比受到溺爱养育的同类更容易抑郁。这些早期的发现是我们思考模式转变的开始，即对童年经历如何影响我们的健康以及肠道和大脑之间交流的理解。

在另一项动物的研究中，埃默里大学的神经学家保罗·普洛斯基（Paul Plotsky）和迈克尔·米尼研究了抚育或忽视的大鼠母亲的幼崽。在幼崽长大后，他们通过使大鼠处于狭小贴身的空间里几分钟来施加压力。那些受到过精心养育的大鼠的皮质酮（大鼠的压力激素）水平更低（对应人类的皮质醇）。它们也有血液和大脑的激素的变化，以确保身体的应激反应不至于失控。事实证明，被舔舐和拥抱的幼崽会释放一些激素，包括生长激素，这对于幼鼠大脑的发育来说至关重要。

同时，越来越多的科学证据表明，母亲的压力水平与孩子的神经系统在后天生活中对压力的反应方式之间有密切关系。研究者设计了多种实验方式来对动物母亲施加压力，进而影响其对后代的养育行为，他们发现压力诱导的母代行为的改变使后代的大脑发生改变，子代对压力会更加敏感，成年后更易发生焦虑。无论施加什么样的初始压力或者使用何种动物做实验，其结果是相似的。母代的压力越大，它对后代的行为表现越糟糕，甚至会将精心养育的母亲变成疏忽粗心的母亲。承受压力的母亲会践踏自己的幼崽，不给它们足够的喂养时间，减少对它们的拥抱和舔舐等行为，有些甚至杀死幼崽，并吃掉它们。

相比母亲承受压力后对子代的行为产生一致的负面影响，更引人注目的是对于这些行为变化背后的生物机制的认识。对受压力影响的小鼠大脑的研究发现了显著的结构与分子的改变。大脑的所有环路和连接的发育差异取决于母亲的行为，母亲的行为会导致参与这些大脑连接的一些神经递质系统发生改变。幼年遭受忽视的动物会产生更多的压力分子，即促肾上腺皮质激素释放因子，它们对应激反应的调节系统效率更低，包括涉及神经递质 γ- 氨基丁酸（GABA）及其受体的信号环路。由于这些变化，即使服用抗焦虑药物（如安定）对缓解压力也几乎不会起效。

由于经常与有不良早期生活事件的患者交流（研究发现大概有40%的健康人和多达60%的肠易激综合征患者有过此种经历），我在过去20年的研究中，一直专注于更好地解释肠−脑交互作用的变化与早期的生活逆境之间的联系。

早期压力与高度敏感的肠道

当首次发表研究大鼠如何影响后代大脑的论文后不久，我受邀参加了美国神经心理药理学会组织的会议，这个会议云集了北美各地的生物精神病学专家。我很荣幸受邀参加了一个有关压力机制的小讨论会，在那里我第一次遇见了埃默里大学的神经科专家保罗·普洛斯基。听了他的关于母鼠的压力如何改变其后代的生物学行为的研究工作的演讲之后，我立即想知道如何应用他的发现，更重要的是，这可能为我的慢性胃肠道功能紊乱患者提供帮助。

此次会议后不久，我飞往亚特兰大商议我们的合作事宜。当时亚特兰大的夜晚很热，而且还下着雨。我们在餐馆吃了晚餐，又在他家喝了几杯，保罗和我谈论了几个小时，他不仅研究肠道疾病与压力，而且还研究一般的心－身科学。我提到了患者的肠道疾病、痛苦和其他心理症状时，他开玩笑地说："那就是我呀！这些症状我都有。"我问他患者的症状是否可能是由于肠－脑轴的童年"程序"导致的，并且我决定待在保罗的实验室一段时间以探究这一理论。

当我设计这些实验的时候，肠易激综合征患者（比如詹妮弗）出现在了我的脑海里。我们已经知道童年的不良事件会导致成年后焦虑、恐慌和抑郁的倾向。但除了少数报告将包括肠易激综合征症状与过去的性虐待联系起来以外，没有人知道其他事件是否会引起胃肠疼痛和排便习惯的改变，我们也不知道肠道微生物的改变是否也参与了这些过程。

当我们像保罗·普洛斯基那样，通过在幼崽出生后的第一周每天将母鼠和幼崽分开 3 小时给母鼠施加压力时，幼崽显示许多类似肠易激综合征的症状。在肠易激综合征患者中，正常肠道活动会引起腹痛、痉挛和明显的胃胀——这些症状大多是由于肠道的高度敏感与反应过度引起。大多数患者伴有很大程度的焦虑，很多患者患有焦虑症或抑郁症。在我们的实验中，如果大鼠经历了不良的养育期，则会显示出相似的特征。它们更焦虑，肠道更敏感，在承受压力的时候排出更多细小的粪粒，这相当于大鼠的腹泻。大型演讲或者面试之前不得不跑去上厕所的人就有这种体会，但肠易激综合征患者和大鼠却总是遭受这样的应激症状。

我们知道促肾上腺皮质激素释放因子是大脑的总开关，这种物质会因早期的生活压力而增加，值得注意的是，有一种阻断促肾上腺皮质激素释放因子的化学物质可以消除所有症状：患者压力的相关行为、肠道的过度敏感以及压力引起的腹泻。不幸的是，尽管这些药物总有一天可能治疗肠易激综合征和许多其他压力敏感性疾病，但是到目前为止，以肠-脑轴中的促肾上腺皮质激素释放因子信号系统为靶点的安全有效的药物开发并不成功。包括我的实验室在内的许多科学家参与了这项工作，他们在努力之后都未能成功。是不是人类要比当初想象的更加复杂呢？虽然基础科学家们总是通过啮齿类动物的实验很快得出有关潜在的新型药物治疗的结论，但是我们的大脑不但比啮齿类动物的大，而且还具有在小鼠大脑中不发达，甚至不存在的环路与区域，比如我们的前额叶皮层或前脑岛。所以我很早就发现，如果想要确定动物实验所得的开创性发现与实际情况的关联度，以便更好地理解人类的症状，那就必须直接研究那些经历过早期逆境的人类的大脑。

有了这个目标，我们便借助神经影像的力量直接观察人类受试者的大脑。借助这项技术，我们观察了 100 名健康成年人的大脑影像，这些人包括 18 岁之前经历过忽视、言语、情感或身体虐待、父母罹患严重疾病或去世、离婚或其他严重家庭冲突。我惊讶地发现，即使在没有表现出任何焦虑、抑郁或肠道功能障碍症状的健康个体中，他们的脑部扫描显示出大脑结构和神经活动网络也有所改变，这些改变使我们有能力评估环境的危险程度，以及特定身体感觉的意义。这种所谓的"突显系统"也在预测环境带来的积极或消极后果方面起到了重要作用，也是做出基于肠道直觉的决定所不可或缺的一部分。这些发现在诸多方面非同凡响。我们首次在人类中证明了我们的大脑会因早期生活的不良经历而重构，而这一重构可持续一生。当看到完全健康的人发生这些变化后，我们也知道这种变化不一定会伴随着特定的健康问题而出现。尽管这类人更有可能有担心、焦虑或更厌恶风险，但他们可能永远不会遇到詹妮弗遭受的胃肠道问题。这些大脑网络的改变只会简单地增加一系列压力敏感疾病（如肠易激综合征）的风险么？我们的研究表明，肠易激综合征患者有着大脑网络的改变，这对应对心理压力及胃肠道在面对饮食的正常信号时的过度反应都起到了重要的作用。

压力的作用是如何传给下一代的

塞多纳会议的演讲者之一，纽约西奈山伊坎医学院的瑞秋·耶胡达（Rachel Yehuda），是一位著名神经学家。她谈到了她开创性的发现，即大屠杀幸存者的成年子女虽然在没有创伤经历下长大，但却有更高的患精神疾病风险，如抑郁、焦虑和创伤后应激综合征。从那时起，又有几个研究发现类似的压力与逆境的"代际传递"，包括"9·11"事件中在世界贸易中心负责疏散的人员，或经历"二战"期的荷兰饥荒者的后代。为什么经历过可怕创伤的父母在安全和支持性的环境中抚养的孩子也会有更高的风险产生通常只会在亲历创伤的人身上出现的行为改变？

在米尼的大鼠研究中，当曾被忽视或承受过压力的子鼠成为母亲后，它们对自己幼崽的行为与自身经历如出一辙。他的研究发现，这种影响可能会持续几代，这说明母鼠经历的压力和对待幼崽的行为能够通过某种方式传给它们的后代。

问题的关键在于，这是如何发生的呢？米尼和麦吉尔大学的分子生物学家摩西·西夫（Moshe Szyf）的实验室多年都在试图解开这个谜团，而他们的研究结果在生物学是一场重大的变革。他们发现大鼠母亲和幼崽的非常具体的交流（如弓背喂养或舔舐）可以对新生幼崽的基因进行化学修饰。在受忽视的大鼠幼崽的细胞内，酶将细胞化学标签——甲基基团连接到了 DNA 上，这种遗传模式被称为表观遗传（epigenetic），因为标签就在 DNA 上，前缀 epi 在古希腊语的意思就是"在上面"。这有别于传统的基因遗传模式，因为标记的基因虽然携带相同的信息，生产相同的蛋白质，但当它被标记后，就难以按照原来的形式表达下去。

还有另一种解读这一生物学机制的方式：如果人类基因组——我们所有基因的集合——是一本生命之书，那么脑细胞、肝细胞及心脏细胞就是这本书不同的章节，而表观遗传标签就是书签或着重符号，它让脑细胞读某个章节，让肝细胞和心脏细胞读另外一些章节。

照顾孩子不周的母亲只改变了一些书签和着重号。但是一些标记过的基因改变了大脑的信号，造成很少受母亲照顾的女儿也成为照顾不周的母亲。这使得它们的幼崽又标记它们的基因，这个循环就延续了下去。我们现在知道，这修饰后的基因编辑不仅会影响决定我们大脑如何发育的机制和细胞，还会影响生殖细胞或配子，将遗传信息传递给下一代。表观遗传学的发现终结了对先天还是后天因素在多大程度上导致压力相关疾病的争论。表观遗传学推翻了现代生物学家对遗传的认识。

我们记得詹妮弗的母亲和祖母遭受的症状与她自己非常相似：抑郁、焦虑和腹痛。大多数医生会把这当作这些疾病的基因在詹妮弗家族里"流行"的证据。在华盛顿州的西雅图大学，罗娜·利维（Rona Levy）主持了一项针对多达 12 000 对双胞胎的研究，目的是确定遗传在肠易激综合征症状中的作用，该研究对大多数医生的这个简单的解释提出了质疑。不足为奇的是，与异卵双胞胎相比，基因完全相同的同卵双胞胎更容易同时患有肠易激综合征，这一发现证实了基因在肠易激综合征的发展中发挥着重要的作用。然而，利维还发现与双胞胎手足患肠易激综合征相比，父母患有肠易激综合征是他们的孩子患肠易激综合征的更强的预测因子。这就意味着在两代人之间疾病的传播中发挥着至关重要作用的机制并不是基因。其他的解释也是可能的（例如社会学习的作用），表观遗传也能影响常见的家族性压力敏感疾病（如肠易激综合征），这也是一个合理的解释。

表观遗传学不仅质疑了获得性特质不能遗传的教条理论，也推翻了在精神病学的教条理论。一个世纪以来，精神病学家认为潜意识包括压抑的情感，如早期的创伤、隐藏的欲望，以及亲子间未解决的摩擦。根据精神分析理论，这些未解决的问题可能在成人中导致心理问题，以及与压力相关的疾病，例如像詹妮弗那样的肠易激综合征。

我们现在知道弗洛伊德的许多想法是有缺陷的。因为科学强烈地支持此观点：生命早期的逆境（包括缺乏母亲照顾）可以增加大脑的压力敏感性，这种"程序"可以遗传给后代，导致后代对种种脑部疾病的易感性。

你的孩子有充满压力的肠－脑轴吗？

如果你在上小学的女儿感到焦虑，如果你十几岁的儿子压力过大会在期末测试时抽大麻让自己冷静，用兴奋剂缓解他的注意力缺陷多动障碍，或者你的孩子患有肠易激综合征的症状，这些是否都是因为你在他们幼年时期照顾不周？放心，这些问题的答案是否定的。女性通过母乳喂养、触摸和其他形式的身体接触养育新生儿，这些行为等同于年轻大鼠的弓背喂养、舔舐、梳理毛发，这种养育方式使大脑生长发育更健康。

然而，人类的大脑比大鼠的不知要复杂多少。也有很多经历困境却极其成功和快乐的人的例子，比如压力过大但奋力谋生的单身母亲，或克服极端早期逆境的人。在人类中，有很多因素可以保护我们不受早期生活压力的负面影响，包括遗传因素，以及早期成长过程中起缓冲作用的因素。全职爸爸、祖父母、哥哥姐姐甚至保姆都可以帮助创造一个支持性的、稳定的家庭环境，帮助孩子克服早期的逆境的影响。记住，压力系统发育的窗口期如果受外界的影响，会对人体影响持续20年之久。

即使不存在这样的缓冲因素，作为人类，我们有很多工具，允许我们部分扭转早期压力和创伤的程序，而大鼠和其他动物却不能。例如，一些心理层面的疗法，包括认知行为疗法、催眠和冥想，都被证明能改变我们的评估情境的方式和身体的感觉。所有这些治疗模式不仅仅是心理治疗，它们还能够提高大脑皮层对情感和压力生成环路的控制。我们现在知道这些疗法可以改变大脑的结构和大脑网络的功能，如注意力、情绪的唤起和突显性评估能力，这主要是通过强化我们的大脑前额叶皮层而实现的。

应激下的肠道微生物

到目前为止，我们的讨论都集中在早期生活经历对我们的大脑环路程序的影响上。毫无疑问，在脆弱的个体中，生命的头 20 年里不稳定的养育环境可以改变成年后的大脑和行为的发展。这些变化可以被视作神经系统早期的程序在某种程度上反映了我们第一次与世界的消极互动。我们应该知道，对于出生在一个危险环境中的人，过度反应的应激系统可能是有优势的。那么一生都在忍受进化无意中的"副作用"（肠易激综合征）的益处何在呢？这样一个程序化后的肠 - 脑轴与生活在我们肠道中数以万亿计的微生物交互作用的后果又是什么呢？

我们已经在认识早期逆境、肠道和大脑对话的改变以及肠道微生物在此交互作用中起到的作用方面取得了巨大的进展。人们越来越清晰地认识到早期生活压力不仅影响大脑和肠道，还会更深远地影响到肠道微生物组。

研究发现，当少年恒河猴第一次离开它们的母亲时，它们便会发生分离焦虑和腹泻——就像许多青少年离开家去上大学一样。发生腹泻是因为压力导致肠道收缩更有力，并推动摄取的食物更快地经过肠道。此外，压力还会增加肠道分泌各种消化液。这些压力诱导的肠道功能的变化对肠道微生物的生活条件有显著的影响。于是，粪便细菌数量显著下降，乳酸杆菌——这类保护型细菌减少得最多。致病微生物（如志贺氏杆菌或大肠杆菌等）有恃无恐地感染了肠道。压力激素——去甲肾上腺素也让这样的入侵者更具侵略性、更顽固。尽管如此，猴子实验中应激效应却是暂时的。一周以后，当年轻的猴子适应独立生活后，它们的肠道乳酸杆菌会恢复到正常水平。既然压力对肠道微生物群的影响是短暂的，这是否重要呢？这些微生物的瞬态变化对我们的大脑有什么影响呢？

最近，在安大略汉密尔顿的麦克马斯特大学，普雷米索·博赛克（Premysl Bercik）的团队用相同的动物模型证实了我们早期的发现，缺乏母亲关怀会导致肠道反应性的增加，与大脑的应激环路的改变一致。

但请记住，欠缺母亲照顾的动物还表现出其他的变化，比如类似焦虑和抑郁的行为。普雷米索·博赛克的小组首次确定了肠道微生物群在这些行为的发展变化中的特殊作用。只有这些欠缺母亲照顾行为的"心理学"后果依赖于肠道微生物群及其代谢物的改变，而肠道反应性的变化与实验动物增加的应激反应有关。如果这些惊人的发现在人类研究中得到证实，不仅对我们全面了解肠道微生物群在应激相关的精神疾病中的作用，也对治疗像詹妮弗和其他有压力敏感性疾病和早期逆境历史的患者有深远的意义。用含有益生元或益生菌的饮食干预调理肠道微生物群，从而扭转肠道微生物对大脑的一些改变的影响，可能成为综合治疗方案中的一个重要措施。

宫内应激

众所周知，怀孕后，孕妇的应激水平会危及未来宝宝的健康。高应激母亲的婴儿发育较为缓慢，出生时体重低，更容易感染。然而，母亲应激对后代的行为和大脑发育的潜在不利影响直到最近才开始为人所知。

两条证据表明，这些压力会影响我们体内微生物的变化。首先，猴子实验发现母亲应激可以改变其子代肠道微生物群。威斯康星大学麦迪逊分校的神经生物学家克里斯·科（Chris Coe）使怀孕的恒河猴每天暴露于令人惊恐的噪声中10分钟，持续6周。这样使猴子产生应激反应，正如大城市中的怀孕妈妈暴露于交通、噪声或分娩前几天还在工作时一样。令人惊讶的是，压力过大的怀孕母猴所生的猴子肠道细菌——乳酸杆菌和双歧杆菌——比处于安静环境怀孕的母猴所生猴子要少得多。

起初我们还不清楚产妇应激是如何改变新生儿肠道微生物群的，

因为胎儿的肠道很大程度上是没有微生物的。但现在我们知道，压力可以改变母亲的阴道微生物群，从而对新生儿的肠道微生物产生很大的影响。宾夕法尼亚大学的神经学家特蕾西·贝尔（Tracy Bale）和她的团队让怀孕的大鼠暴露在一系列不舒服的状况下（包括挥之不去的狐狸的气味）使其产生应激反应。特蕾西·贝尔的实验室曾发现，相同的产前压力导致雄性幼崽情感和应激调节的大脑网络产生重大的神经发育变化。

除了我们已经知道的压力对动物肠道微生物群的影响，研究人员还发现受压力影响的妈妈的阴道微生物会发生重大变化，尤其是乳酸杆菌会减少。众所周知，压力会减少阴道乳酸杆菌而改变阴道的酸性环境，使女性阴道易于感染。但是到底为什么这些应激反应对阴道微生物的影响对于子代动物大脑的发育和行为如此重要呢？

因为母亲的阴道微生物是子代肠道微生物群的来源，所以这些新出生的小鼠幼崽的肠道乳酸杆菌也就较少，和猴子妈妈的幼崽的肠道乳酸杆菌的减少如出一辙。这些压力的作用至关重要，因为这是发生在一个关键时刻，此时婴儿的肠道微生物和它的大脑环路的复杂结构正在形成。

但是小鼠妈妈的压力不仅影响了幼崽的肠道微生物，还影响了它们的大脑！特蕾西·贝尔的团队分析了幼鼠的微生物群产生的分子混合物。他们发现供应幼崽大脑能量的分子发生了变化，幼崽大脑摄取了大量的能量，但缺乏氨基酸，而氨基酸可以帮助大脑迅速地生长发育，以及形成某些脑区之间新的连接。

这些实验室研究对正在经历怀孕生产的女性有什么启示呢？许多成年人的精神疾病，包括焦虑、抑郁症、精神分裂症、自闭症，还有肠易激综合征，现在都认为是神经发育障碍，这意味基本的大脑变化从生命早期便开始了，其中许多变化在子宫内就发生了。正如我们所了解的，压力是影响这些神经发育变化的一个重要因素。早期的逆境至少有两条路径来影响肠-脑轴：一条是通过对应激反应系统和肠-脑轴的表观遗传修饰，另一条是通过压力导致肠道微生物群和它们的产物的变化，从而进一步影响大脑。这意味着如果我们真的想要对这些毁灭性疾病的发展和轨迹产生显著而持久的影响的话，必须要在生命早期开始干预。一旦成年患者因为全面爆发的综合征来就诊，多数治疗将是对症和暂时的，获得持久的成功疗效极其困难。但是正如我们将会在詹妮弗身上看到的，由于近期的新的研究成果，科学也发展出了对成人更为有效的治疗方案。

健康的开始就是微生物

就在开始研究生涯的前几年，我目睹了一件即使是今天也是十分惊人的事件，它引起了我对微生物的思考。一次寒假，我有幸加入摄制组，录制居住在巴西和委内瑞拉的奥里诺科河上游雨林深处的亚诺玛米人的纪录片。在一个月光皎洁的晚上，我躺在亚诺玛米主人家的吊床上，听着丛林的声音无法入睡。听到附近的噪声，我站起来，几步走进周围的森林。我看到一个15岁的本地女人独自蹲在地上的一片大香蕉叶子上，她几乎是在完全沉默的状态下生下了孩子，然后她用利器切断了脐带。

这是一个自然出生的孩子，未经任何医疗干预的辅助。那么安静，似乎整个村庄都没有人注意到。分娩的环境与我们的现代医院分娩的环境天差地别。与我接受的医疗培训不同，这里没有无菌的医院环境，没有妇产科医师治疗，没有母亲的阴道清洁剂来"清理"微生物。亚诺玛米人的新生儿接触到的不仅仅是母亲的阴道微生物，还有她身上（未洗未消毒的手上）、香蕉叶子上和土壤里的所有的微生物。然而，在接下来的几周，父母怀里的婴儿看起来非常健康。

在西方世界，分娩却大相径庭，当然，医学对其的影响是根深蒂固的。在 20 世纪初，法国的儿科医生亨利·蒂瑟尔（Henry Tissier）提出，人类婴儿在无菌的环境中发育，我们第一次接触微生物是在我们出生暴露在阴道微生物群中时。一百多年来这个观点都被当作真理来信奉，但现在有充分的理由对此表示怀疑。

根据最近的研究，即使是健康地怀孕，孕妇的肠道细菌——多数是有益的——会出现在脐带血、羊水、胎粪及胎盘上。随着分娩时间临近，阴道微生物群会发生巨大的改变。微生物物种的多样性会减少，通常存在于小肠内的乳酸菌种类会变得更加常见。在分娩过程中，自然分娩的婴儿会暴露在母亲的阴道微生物群中，包括乳酸菌类，这是婴儿的肠道微生物的关键来源。通过这种方式，母亲的阴道微生物是形成子代独特肠道微生物模式的基础，此影响还会持续至生命体的余生。母亲的微生物也为新生儿提供了一款关键的代谢机器，让孩子有能力消化母乳中的乳糖和特殊的碳水化合物。

因为阴道微生物可以让新生儿肠道有一个健康的开始，科学家现在正在研究剖腹产是否会危害新生儿未来的大脑健康。令人惊奇的是，在巴西和意大利等国家剖腹产的婴儿出生率超过顺产，可是我们还不知道"绕过"正常阴道分娩的肠道微生物介导的"编程过程"对大脑发育的长期后果。到目前为止，我们知道剖腹产婴儿的肠道微生物并不是来自母亲阴道，而是来自母亲的皮肤、助产士、医生、护士和产科病房的其他新生儿，这些重要的有益细菌，如双歧杆菌，会比阴道分娩婴儿的双歧杆菌花更长的时间来定植肠道。我们知道危险的肠道微生物，如梭状芽孢杆菌，更容易在肠道内过度生长，损害剖腹产婴儿，而且剖腹产的婴儿成年时更有可能发生肥胖。科学家怀疑，剖腹产出生也会使孩子更容易发生肠 – 脑变化及严重的脑部疾病，包括自闭症，一些研究正在尝试证实这一点。最后，我们从 M. 布拉泽（M. Blazer）的小组的里程碑式的研究中还认识到，在生命早期使用低剂量的抗生素对小鼠肠道微生物群进行瞬时干扰，可以对小鼠成年后的高脂肪饮食肥胖的易感性产生长期的影响。

适应生存

物种的生存也是进化的原则之一，大自然也令每一物种都将追求生存作为其最基本的"程序"。这就是我们与动物的祖先怎样活过数百万年的方式。在这一节中，我将讲述早期生活压力影响动物和人类大脑和行为的几种机制，并把焦点放在我们对于充满压力的环境和母亲如何赋予了婴儿的大脑持久的改变。通过不同的生物学途径和机制，这些变化塑造了他（或她）对一个危险的世界的应激反应系统。通过与孩子互动，母亲改变了婴儿大脑的复杂系统，这样当他（或她）长大时，孩子的肠道直觉对有潜在危险的世界是有准备的。母亲改变了她的阴道微生物，同时也改变了婴儿的肠道微生物。她用一种叫"甲基团"的化学物质标记了关键的应激反应基因，她提供的表观遗传变化，足以持续影响几代人。

为什么进化会建立一种使我们不健康和不开心的系统呢？如果大自然为了一个目的，用它的智慧设计了几种策略方式，而且这些策略在许多物种中存在，包括我们人类，那它们就一定有很好的存在理由。

科学地归纳一下：当母亲感知到危险时，这些策略会给她的宝宝传授更猛烈的"战或逃"反应，采取更加谨慎、不具侵略性、更为内向的行为。即使她没意识到，她也使她的孩子为一个她感知到的危险世界做好了准备。

当我们不得不逃离狮子的攻击，或要在互殴中击败竞争对手时，这个系统就可以帮助我们，让我们变得像古老的祖先一样。虽然没有科学的数据来证明这一假说，但它甚至可能使今天数百万不得不面对战争、饥荒和自然灾害，或者在恶劣的社区长大的不幸的人更坚韧、更好地适应不利的生活环境。

但我们中那些生活在相对安全的发达社会的人，为这些天生的古老生物程序付出了高昂的代价。正如我们所看到的，过度活跃的"战或逃"系统，不断提高我们体内循环中的应激激素，会导致严重的精神疾病，包括焦虑症、惊恐障碍和抑郁症。它也可以引起各式各样的压力敏感性生理障碍，包括肥胖、代谢综合征、心脏病和中风。最后，脑－肠轴的过度反应连同相关的"程序"可以导致慢性肠道疾病，如肠易激综合征和慢性腹痛。

我们还不知道如果孕妇上下班乘坐通勤车、项目临近最后期限、财政拮据，或直到生产前几天仍然工作的话她是否应该担心孩子的健康。对于诸如自然分娩前后抗生素的使用、剖腹产或生产期间的饮食与压力，这些情况会改变阴道微生物，我们还不知道它们会在多大程度上危害孩子的健康。我们也不知道半个世纪以来婴儿生命早期的巨大改变是否有助于解释自闭症、肥胖和其他疾病的快速增长。然而，很明确怀孕期间某些类型的压力和成长时的家庭困境，会对孩子的大脑发育产生损害，增加肠－微生物－脑轴结构永久改变的风险。我强烈认为，通过本可避免的压力、非自然生产、不必要使用抗生素、产前和产后期间的不健康饮食习惯，进而干扰婴儿肠道微生物的正常"编程"，会为肠－脑疾病埋下隐患。孩子的肠－脑轴的变化可能直到后来都不明显，但若想纠正则为时已晚。意识到这些联系并理解基本的生物学机制仅仅是第一步。实施减少这些不健康影响的策略却更为困难。然而，在怀孕期间坚持健康的饮食习惯，练习简单的减压技术，保持警惕以避免使用不必要的抗生素，是大多数母亲都可以做到的。

肠-脑疾病的新疗法

　　现在我们知道，从胎儿在子宫内开始，妈妈经历的压力可以改变子代对压力、肠道疾病、焦虑症和抑郁症的易感性。而这种生命早期的"编程"过程却不局限于母亲的行为。我们也知道，对孩子健康造成重大威胁的任何事件都可以改变这些易感性。

　　所有的这些发现可以帮助我们了解詹妮弗健康问题的根源。回想她还在母亲的子宫内时，她的外祖母就被诊断出患有乳腺癌，这给她怀孕的母亲带来了很大的悲伤和焦虑。当詹妮弗还是一个小孩子、正需要一个良好家庭氛围的滋养时，她的父母却在激烈地争吵。詹妮弗八岁时，她的父母离婚了。很多肠易激综合征患者都自述经历过生命早期压力，詹妮弗肯定也有这类经历。这样的压力最有可能增加焦虑、抑郁以及成年后胃肠道症状发生的风险。她母亲和外祖母也患有和她类似的症状，这也进一步增加她产生这些症状的易感性，这可能是通过遗传或表观遗传机制（或两者兼有）而发生的。

　　现在，当我遇到一个像詹妮弗一样有慢性压力相关症状的患者，包括焦虑或肠易激综合征患者，我就会基于本章讨论的脑-肠交互作用的新兴科学提出建议。"早年的经历很可能影响了你症状的发生，"我说，"无论是对你的肠道症状，还是你的焦虑和抑郁。"我想确保患者理解她的症状的生物本质不只是"在大脑里"，就像其他医生可能会说的那样。"但是如果病症在我的生命早期已经基本成型，如果我的家族史进一步增加我患有这些症状的风险，这是否意味着我就不得不一生都忍受这种痛苦呢？"詹妮弗有点痛苦地问我。我告诉她，坏消息是她肠-脑轴已经定型了，但好消息是，人类大脑有一个非常独特的部分，即前额叶皮质，它使我们能够重塑改变的大脑环路功能，并且学习新的行为。

有几种治疗方法可以帮助我们学习这些新的行为，就像对现有的计算机程序添加一些新的代码补丁，以覆盖程序中的缺陷。这样的疗法包括短程的认知行为疗法、催眠或者其他身心干预疗法，例如正念减压疗法。这些策略不仅能缓解肠－脑症状（如肠易激综合征），也常常能治疗抑郁和焦虑的有关症状。最近的研究带来了更多的好消息。这些方法可以改变我们的大脑连接，从而帮助大脑前额叶皮层对过度活跃的情绪大脑网络施加一些控制。它们也可以帮助重置大脑的突显系统，改善对潜在威胁情况的评估方式。有时这些心理层面的方法需要一点遭人诟病的精神药物的帮助，特别是不同类型的抗抑郁药物，它们在经历生命早期压力的小鼠实验中被证明有效。我最初的治疗计划总是包括极低剂量的三环类抗抑郁药，如盐酸阿米替林或类似的药物，这有助于缓解治疗早期大脑边缘系统的症状。这些同样的药物能以最小的副作用减少腹痛，对情绪或精神状态也没有任何影响。如果适合患者，完整剂量的现代抗抑郁药物（包括选择性血清素再摄取抑制剂）还可以缓解焦虑、抑郁和稳定情绪。单独使用这些药物大约对 30% 的患者效果显著，当结合其他非药物治疗方法时成功率则更高。

基于肠道微生物群对异常的肠－脑交互作用的新科学见解，我还让詹妮弗增加益生菌的摄入。通过发酵食品、酸奶或者益生菌胶囊摄入益生菌（如乳酸杆菌和双歧杆菌）可以改善肠道微生物生态系统的多样性。并且，除了发酵食物中天然生成的益生菌，我还建议尝试少量益生菌治疗，这在临床研究中，已经证明是行之有效的。

最后，詹妮弗接受了我推荐给她的综合治疗方法，包括短程认知行为疗法，这其中又包括自我放松、自我催眠的指导。她开始食用富含发酵食品的饮食补充益生菌，并且在长期服用西普兰的基础上增加低剂量的抗抑郁药盐酸阿米替林。我向她强调，她可能需要药物治疗和非药物治疗来取得更好的疗效，如果遵循治疗计划，她将有机会在一年内将药物减量。

詹妮弗的症状没有完全消失。但几个月后，当她回到我的诊所复诊时，说她的生活质量和总体幸福感改善了 50%，腹痛的频率更低了，接近正常的排便维持了很长时间，焦虑少得多了。离开我的办公室前，她含着泪水并且握着我的手说："我希望早点有人向我解释所有这些关联就好了，特别是我不良的生命早期经历让我患上焦虑、抑郁和肠易激综合征。"不止一个人在离开我的办公室的时候告诉我这些。

在某种意义上，和詹妮弗一样的人已经在年轻时完全适应了紧张的世界，他们通过改变他们的大脑、肠道，甚至是肠道微生物的"程序"的方式来应对危险。如果更多的医生知道这个道理，他们将帮助肠易激综合征患者和许多其他与压力有关的疾病患者，而不是让他们感到沮丧。如果更多的患者知道这个道理，他们将能够更快地得到帮助并且拥有更平和的心态。

但生命早期程序也影响我们所有人。当我们还在子宫里时，我们的母亲就开始自发地在生物学层面上"编程"，帮助我们生存。之后，我们的家庭竭尽所能地引导我们融入这个复杂的世界。所有这些都给我们的基本情感组成留下了持续的痕迹，影响我们如何应对，如何做决定，也可能构成了我们的性格。通过了解这种自然的"编程"如何进行，学习如何修补任何不适应的"程序"，我们可以避免过度反应。如果这些反应曾经有用的话，但现在已不再适用于我们了。

第6章

对情绪的新认识

从人类诞生之初起，情绪丰富着我们的思想并影响着我们的决定。危险出现时，情绪帮你战斗或逃跑；它们为你加油，帮助你找到伴侣；它们帮助你与孩子建立情感连接。情绪决定了你的口味，影响你的健康，产生烦恼，或者点燃激情。情感是我们为人的精髓。

几个世纪以来，当哲学家、心理学家，以及后来的神经科学家研究情绪时，他们提出了越来越复杂的理论来解释情绪是如何产生的，把它们的起源与精神、大脑或身体联系起来。但在过去的几年里，科学数据发现，它们可能受到某种几乎没有人能预料到的因素影响。这些革命性的研究结果表明，肠道中的微生物群在精神、大脑和肠道之间复杂的交互作用中发挥了关键的作用。这个令人兴奋的研究打破了墨守成规的想法，探讨了这些不可见的微生物对于我们的肠道反应和肠道感觉的作用，以及它们如何影响我们的情绪、精神和思想。

肠道微生物能改变我们的大脑吗

几年前当我第一次为露西（Lucy）做检查时，她是一个 66 岁的老妇人，她的体格检查似乎并没有什么不正常。多年来她一直患有轻微的便秘和腹部不适，医生对她已经做出了肠易激综合征的诊断。而她的焦虑症状使我十分好奇。在她来我这里就诊之前，每隔几周就会发作一次恐惧症，这个情况已经持续两年了。她的症状包括强烈的恐惧、心悸、气短和濒死感，这些症状通常突然发生，又在 20 分钟之内平息。在这些症状发作的间隙，她注意到自己的焦虑程度也提高了。虽然来我这里因为胃肠道症状就诊的许多患者也有过惊恐发作的病史，但是露西症状发作时的情况是极不寻常的。

大约在两年前，她长期反复出现鼻腔充血和头痛，被诊断为鼻窦感染。用了两周疗程的环丙沙星——环丙沙星是一种广谱抗生素，可以杀死各种各样的病原体（也包括我们自身的肠道微生物）——她注意到排便变得更加频繁和稀释，尽管其他方面一切正常。为了应对这些影响，她服用了几周益生菌便恢复健康了。

大约 6 个月后，同样的充血症状和头痛复发。她的医生开了另一种广谱抗生素，这种抗生素她吃了 3 个星期。她又体验到了类似慢性腹部不适。到目前为止，这些都是常见的现象：许多患者在服用抗生素的时候会产生短暂的排便习惯改变，因为药物暂时抑制了肠道微生物的多样性，这对于优化肠道的功能来说是必不可少的，我们可以从患者的主诉和医生的临床研究中了解这些不良反应，包括长期肠胃不适，有时甚至会产生像肠易激综合征的症状。然而，绝大多数患者的这些胃肠道问题是暂时的。看来一开始微生物群多样性低的患者对这些不良反应更加易感。

由于露西不再服用抗生素，我鼓励她摄入各种发酵食品，包括酸奶、德国酸菜和韩国泡菜，以及额外的益生菌补充剂，目的是增加她肠道微生物群的多样性，希望她恢复最初的微生物体系结构。与此同时，我强烈建议她采取一些旨在缓解焦虑症状的疗法，包括自我放松、深腹式呼吸和正念课程。我也开了氯硝西泮，一种安定类的药物，只有当她极度恐慌时才含在舌下服用。这种联合治疗方案让她逐渐恢复了正常的排便，6 个月里她的惊恐发作不那么频繁了。我上次见到她时，恐惧症只轻微发作了 1 次，而且她不再需要氯硝西泮。

在胃肠道症状发生的几周后，露西的恐惧症和焦虑就出现了，而当她的消化道症状改善时，这些症状就没那么频繁了，所以我认为她连续服用了两个疗程的广谱抗生素可能会暂时改变肠道微生物群的数量和功能。这会导致类似肠易激综合征的消化系统症状，而这些症状在停药后不久就会消失。难道是抗生素引起肠道微生物变化并导致她产生焦虑的症状吗？

肠道微生物群是我们体内的阿普唑仑工厂吗

除了一些很少的临床个案报道，当 2011 年我在诊所里见到露西之前，几乎没有科学理论支持我们的肠道微生物群和情绪状态之间的联系。但在那年年末，一支勇于开创的加拿大研究团队报告了一些动物实验的有趣发现。实验表明，肠道微生物自身产生的神经递质可以改变情绪行为。

在麦克马斯特大学的普雷米索·博赛克和他的团队给一组正常小鼠服用含有 3 种广谱抗生素的混合剂，服用时间为 1 周。他们在抗生素处理前、处理中和处理后监测小鼠肠道微生物群的组成和小鼠的行为。正如他们预料的那样，这种处理在很大程度上改变了动物的肠道微生物种群的数量组成，增加了一些微生物群的数量（尤其是几种乳杆菌）并减少了其他微生物种群的数量。然而，普雷米索·博赛克惊讶地发现经过抗生素处理的小鼠具有更多的探索性行为，比如花更多的时间在笼子里明亮的、开阔的地方而不是它们以前喜欢的黑暗的、安全的地方。虽然小鼠不能告诉我们它们焦虑的症状，但是它们的这种行为表明它们不再那么焦虑，或者像科学家们说的那样，它们表现出更少的焦虑行为。

在小鼠完成抗生素处理的两周后，它们的行为和肠道微生物群都回到了正常状态，这表明观察到的动物的情绪行为变化和抗生素诱导的肠道微生物群变化是有关联的。但大脑是如何对抗生素改变的肠道产生反应的呢？能帮助肠道微生物给大脑传递信号的，就是迷走神经，它是沟通肠道和大脑的捷径。事实上，切断迷走神经的大鼠，即使菌群被抗生素抑制，也不会出现焦虑减少的情况。这些发现表明正常小鼠的肠道微生物能稳定地产生某些物质，从而抑制焦虑，这些物质的效果是通过迷走神经传递到大脑的。

肠道微生物产生的什么物质有这样的抗焦虑效果呢？之前的研究发现，某种微生物能产生神经递质 γ- 氨基丁酸。这种物质也被称为GABA，是神经系统中最丰富的信号分子之一，它使大脑的情绪部分（边缘系统）处于可控状态。我们的许多抗焦虑药物，如安定、阿普唑仑和氯硝西泮，它们的靶点都是这一信号系统，模拟 γ- 氨基丁酸的作用。

三十几年前，最早的微生物、γ- 氨基丁酸和大脑功能之间联系的线索是在早期肝硬化的患者身上发现的。这些患者的精神状态和警觉性通常会受损。当给予他们一种阻断 γ- 氨基丁酸信号系统的药后，他们的认知功能和能量水平则迅速提高。令人惊讶的是，当他们服用广谱抗生素时，大脑功能也有所改善。当时，研究人员并没有很好地解释肝硬化为什么能增强脑中 γ- 氨基丁酸的活性。但今天我们知道在肠道中改变的微生物产生了 γ- 氨基丁酸，并在脑中找到特定的 γ- 氨基丁酸受体，抑制了大脑认知过程以及情感系统。就像在普雷米索·博赛克的大鼠实验中，广谱抗生素减少了生产 γ- 氨基丁酸的细菌的数量，导致脑中 γ- 氨基丁酸水平降低并改善了脑功能。

虽然这些实验证明生活在我们肠道的微生物可以产生抗焦虑的分子，在某种情况下这些物质可以影响大脑，但绝大多数服用抗生素的患者并没有表现出负面情绪。但是我们可以利用这些知识，利用产生 γ- 氨基丁酸的微生物，以益生菌的形式来治疗焦虑症吗？我们知道的某些菌株，即研究最完善的两个肠道益生菌家族、乳酸杆菌和双歧杆菌，具有生产 γ- 氨基丁酸的机制。由于来自两个家族的不同菌株是大多数商用益生菌的活性成分，并且两种菌株在发酵食品中含量都很丰富，在食品中额外添加这些微生物是否会使我们更加放松呢？食用发酵食品和服用益生菌可以帮助有焦虑倾向的人降低他们的焦虑水平吗？在大鼠身上进行的一小部分研究发现，可能确实如此。在一项研究中，研究者观察到，当他们给健康的成年大鼠喂益生菌——乳酸菌时，它们的焦虑行为减少了。在另一项研究中，一种不同的益生菌——龙根菌，可以显著减少患有结肠炎（一种大肠的慢性炎症）的小鼠的焦虑行为。还有一些临床证据发现这样的"心理益生菌"在人类患者中可能有效。

评估益生菌对人类大脑作用的唯一可靠方法是对人类受试者进行临床对照实验。在这样的实验中，志愿者被随机分配到两组，积极治疗组——例如摄入一种益生菌，以及对照组。对照组摄入安慰剂——在外观、口味或味道与积极治疗组没有区别的食物，但没有已知的功效。为了增加研究的可靠性，受试者和研究者在实验完全结束后才可以知道受试者是哪一组的。这样的双盲、随机、对照的实验设计是所有医学治疗评价有效性的黄金准则。

2013 年，柯尔斯顿·蒂利希在我们研究中心就利用了这样的设计，她将 36 名女性随机分配至三个试验小组中。在四周里，积极治疗组每天食用两次富含特定双歧杆菌（乳酸菌）以及其他三种通常用于将牛奶发酵成酸奶的细菌（嗜热链球菌、保加利亚乳杆菌以及乳酸乳球菌）的酸奶；第二组每天食用两次没有益生菌的非发酵牛奶产品，但与富含益生菌的酸奶在口味、质地和外观上没有差异；第三组不食用酸奶或牛奶产品。

在四周的研究期间，我们调查了每个女性的整体健康情况、情绪、焦虑水平和排便习惯。然后柯尔斯顿·蒂利希利用核磁共振仪扫描了每一个女性的大脑，并且测试了她们从其他人的面部表情中判断他们情绪的能力。

评价任务包括观察 3 种不同的面部表情：愤怒、恐惧或难过。通过简单的按钮快速识别出 3 张面孔中两个显示相同情感表情的面孔。世界各地的人，无论种族、国家或语言，都很擅长在短时间内做出这样的评估，这表明这是一种非常本能的、天生的情感反射，与动物的情感反射类似。这个任务不涉及需要产生情感的复杂大脑网络，所以受试者在做这个任务时也不会感到悲伤或发怒。

与食用不含益生菌的乳制品的女性相比，食用四周益生菌发酵乳制品的女性在情感识别试验中表现出脑部一些区域的联系减弱。这些结果首次显示了一些在大鼠研究中的令人吃惊的结果同样适用于人类——具体地说，在一项与情绪有关的任务中，操纵肠道微生物群可以明显改变人类大脑的功能，至少在一个非常基本的情感反射水平上是可行的。

但是酸奶中的益生菌是如何与受试者的大脑联系起来的呢？我们最初认为，常规地摄入益生菌可能会改变肠道微生物群的组成，这种改变反过来可能会对大脑产生影响。但是，当我们分析了参与者粪便的微生物组成后，除了摄入的益生菌生物体本身以外，并没有检测到益生菌摄入对肠道微生物类型和数量的影响。因此，食用酸奶没有改变肠道微生物群的成分。然而，基于早期的研究，我们知道相同的益生菌治疗可以改变肠道微生物产生的代谢物。因此有理由推测其中的一些受到益生菌刺激的代谢产物能够到达大脑，通过血液的流动或迷走神经的神经信号的方式改变大脑的情感反应。甚至有可能有含血清素的肠道细胞参与这种微生物-大脑的沟通。最近的研究表明，某些肠道微生物可以刺激这些细胞产生血清素，从而对肠-脑信号产生深远的影响，对我们的情绪、疼痛敏感性以及健康进行调节。如果这些被证实，这对于未来治疗肠-脑失调来说意义重大。通过食用某些类型的益生菌——包含在自然发酵食物或者在乳制品和果汁中——可以调节至关重要的神经递质血清素的水平，从而微调身体的控制系统，这种控制系统在身体机能的很多方面起到至关重要的作用，包括对情绪、疼痛的敏感性和睡眠。

我们的研究对象是严格挑选的健康人，没有任何体格检查或心理症状的异常，我们只能推测如果观察到特定益生菌改变了，这可能就是影响他们焦虑水平的原因。然而，当受试者注意到愤怒、悲伤、害怕的表情时，他们情绪大脑网络的响应能力减弱了，于是我们知道某些益生菌能抑制对消极环境的情绪反应。

我对于这些发现也很惊讶。仅仅几年前，几乎没有人会想到经常食用在超市就能买到的酸奶可能会影响到大脑。对于我们的研究团队来说，这研究结果开启了一个全新的领域，帮助我们从全新的视角看待大脑在健康和疾病中的功能，以及如何保持我们的心理健康。

仅在过去的几年里，科学家才开始调查营养素在大脑健康中的作用，并确认肠道微生物群在这种关系中可能的作用。基于这个领域的迅速发展，我深信这种新的观点将深刻改变我们的观念，那就是食物有益于我们的情绪和精神健康。并且它可能影响我们今后治疗焦虑症和抑郁症的方式。

微生物群在抑郁症中的作用

如果你曾患过抑郁症，你可能感受过那种悲伤、沮丧和绝望。当我们向朋友或家人描述抑郁症时，这些是我们经常谈论到的症状，那是多么痛苦的往事。但也许你可能也会想起一些其他的症状。你是否紧张或易怒？你是否失眠或注意力不集中？这些是具有焦虑症的人的共同症状。近半数被诊断为抑郁症的人都有焦虑的症状，许多长期焦虑的人也有抑郁症状。抑郁症的治疗，特别是药物治疗，通常用选择性血清素再摄取抑制剂，或简称为SSRI，它通常也能缓解焦虑的症状。

　　由于对小鼠肠道微生物群的各种处理，包括摄入益生菌，可以缓解这些动物类似焦虑的行为，是否它们也可以等效地缓解小鼠的抑郁症呢？约翰F·柯莱恩（John F. Cryan），爱尔兰科克大学学院的精神病学家，已经发表了几篇支持这个假设的论文，还创造了关于肠道微生物可以改变情绪这个特点的朗朗上口的科学术语——"抑郁微生物"。

　　在一项研究中，他的团队给实验室大鼠进行益生菌"双歧新生杆菌"干预，之所以这样命名，是因为它是第一种由母亲传给婴儿的菌株。然后他们让大鼠游泳。因为它们不喜欢游泳，所以游泳可以激活它们的应激系统。当应激反应发生时，血液中细胞炎症因子的浓度上升，它是一种炎症分子（人类也有相同的反应）。当给予大鼠益生菌后，似乎可以缓解血液和大脑的变化，虽然它没有改变动物的"抑郁"行为。在另一项研究中，研究者可以证明一种特定的双歧杆菌能够减少实验诱导的小鼠的抑郁和焦虑行为，和服用了抗抑郁药依地普仑的效果一样。

　　这些结果能说明益生菌可以缓解人类抑郁症吗？初步研究结果表明，在一些抑郁的个体中这是可能发生的。在随机盲法研究中，法国研究者对55个健康男性和女性进行了长达1个月的每日益生菌干预，所用的益生菌包含乳杆菌和双歧杆菌。相比那些食用对照组食品的人来说，益生菌组的人在心理健康和焦虑上显示出一些小幅的改善。在另一项研究中，英国研究人员对 124 名健康人进行了不同种类的乳酸杆菌干预。在实验开始时抑郁症状较严重的人在干预后心情得到了明显的改善。

虽然这些研究是一个好的开始，但是我们还需要更大的样本量以及更好的临床实验设计以确定：当你抑郁时，益生菌是否能让你振作起来；当你焦虑时，它是否能让你冷静下来，或影响你的精神健康。与此同时，你可以通过关注喂养肠道微生物的食物，来积极影响你的肠－微生物－脑之间的联系。我们将在接下来的章节里更详细地了解我们吃的食物对肠道健康有多么大的影响，这将带给我们一个简单、有趣、物美价廉的方法来调整并且改善我们的肠－脑间的相互作用。

压力的作用

大多数患有焦虑症、抑郁症、肠易激综合征或其他脑和肠－脑紊乱疾病的患者对压力事件会特别敏感，当他们处于压力中时经常会出现消化系统症状。如今，我们知道肠道微生物在脑的应激环路应答中起到主要的作用。我们也知道应激系统的调节者，如应激激素（去甲肾上腺素），可以彻底改变肠道微生物，让它们更具侵略性和危险性。

肠道微生物可能对我们情绪有影响的第一条线索，来自于所谓的"无菌小鼠的实验"，大多数已发表的有关肠道微生物和大脑的研究都应用此方法。无菌鼠与正常条件下饲养的动物不同，普通鼠会暴露于来自食物、空气、照顾它们的人以及它们自己的排泄物的微生物环境中，无菌动物在完全无菌条件下出生长大——环境中没有任何微生物。科学家通过剖腹产的方式接生新生小鼠以繁殖无菌小鼠。然后立即将其转移到隔离的空间，所有进入的空气、食物和水都是已经消过毒的。

这些动物在这个无菌的世界中长大后，科学家研究它们的行为和生物学特征，并将它们与在正常条件下饲养的基因相同的动物进行比较。两组动物的行为或大脑生物化学是不同的，可以认为这些不同之处是源于正常的肠道微生物群的。

第一次饲喂这些无菌鼠后不久，研究者观察到成年鼠通过产生更多的应激激素（皮质酮，它相当于人类应激激素中的皮质醇），对刺激做出过度的应激反应。当研究人员给幼年动物肠道移植有益的微生物后，它们就能逆转对刺激产生的过度应激反应。但是，当给予成年大鼠这样的肠道微生物处理时，却没有出现这样显著的有益效果。这些实验表明，肠道微生物可以影响生命早年大脑对压力的应答的形成。

如果将一窝小鼠，在出生时将它们分成两组，一组无菌喂养，另一组正常饲养，两组小鼠的很多测量指标将会有着惊人的不同。无菌的小鼠对疼痛敏感性更低，与其他同龄鼠进行相互交流时显示出更低的社会性。此外与正常小鼠相比，无菌小鼠的大脑和肠道中的生化机制和分子机制改变了。例如，瑞典卡罗林斯卡研究所的斯文·彼特森（Sven Pettersson）的研究小组发现，无菌小鼠比正常饲养的动物表现出更少的焦虑行为，以及参与神经－细胞信号转导的控制运动和焦虑行为的大脑区域的基因表达也改变了。但是，当无菌小鼠在生命早期暴露于肠道微生物群后，它们没有表现出这些反常的生化异常现象。斯文·彼特森和他的同事得出结论，当肠道微生物群定殖肠道后，它们以某种方式启动在大脑内的生化信号转导机制，这种机制能够影响情绪行为。

一段时间以来，我们已经知道，不同类型的压力可以暂时改变肠道微生物的组成，具体来说，就是减少有应激反应动物的粪便中乳酸杆菌的数量。但来自不同研究领域的数据发现，压力不仅仅能暂时改变微生物的数量。我们很早以前就知道去甲肾上腺素（在应激状态下释放的化学物质）可以使心脏跳动得更快，使血压上升。但我们最近才知道这种应激介质也可以释放到肠内，直接与肠道微生物发生作用。一些实验室研究已经证明，去甲肾上腺素可以刺激细菌病原体的生长，这可导致严重的肠道感染、胃肠溃疡甚至败血症。除了这种应激分子的促生长能力外，它也能够激活病原体中的基因，使它们更具侵略性，并使它们在肠中存活的概率增加。应激时，肠道微生物甚至可以改变肠道周围的去甲肾上腺素，形成增强型的激素。所有这些意味着，如果患有肠道感染并伴随着严重的应激反应，就可能非常危险。

患者斯通夫人（Stone）证明了应激和肠道感染之间关系的临床后果。斯通夫人是一位在我诊所就诊的 50 岁的女性。她刚刚经历了漫长、有争议和充满压力的离婚诉讼，结束了 25 年的婚姻生活。她是一名压力极大的企业经理，需要每周工作 80 个小时，并且经常出差。在她记忆中，自己从来没有出现过胃肠道症状，但是大多数时候她会感到反复发作的焦虑、慢性腰痛和头痛。斯通夫人认真地强调自己知道自己有沉重的压力。

为了让自己休息一下，她从洛杉矶飞往墨西哥卡波圣卢卡斯度假。前两天一切都是她期望的那样：享受着酒店泳池边的平静与放松。但是第三天在风景秀丽的巴哈海滩镇上，斯通夫人去当地的海鲜餐馆吃饭之后，在剩下的一周她很痛苦，几乎没有离开酒店房间，她的肚子不停地痉挛、腹胀、恶心和腹泻。

当她回到洛杉矶时才感觉好些，但她还是和她的医生谈论此事。她被诊断为旅行者腹泻，一种常见的典型肠胃炎，这种疾病通常由当地水中的细菌引起。就诊时斯通夫人的症状已经改善了，并且在她的粪便样品中没有检测到传染性的细菌，所以她的医生建议不服用抗生素，并确定她的症状会在几天内消失。

不幸的是，几周之后余下的症状并没有消失，包括经常性的腹胀、不规律排便和偶尔的抽筋等。由于斯通夫人的粪便微生物感染测试结果再次呈阴性，并且此前她从来没有过任何胃肠道症状，我建议她做结肠镜检查。得知这项内窥镜检查也无异常后，我诊断她为感染后肠易激综合征。

约10%患有细菌性或病毒性肠胃炎的患者会出现这种典型表现，并且它最常发生在先前没有任何部位疼痛和不适症状的人群中，初次肠胃炎发作持续的时间比平时要长一些，而且是在严重的慢性应激状态下发生的胃肠道感染。（如果患上这种疾病，症状通常要几个月才能消失，并且该综合征可用标准肠易激综合征的疗法治疗。）

携带这些危险因素的人，如果像有肠毒性的大肠杆菌这样的病原体（旅行者腹泻的最常见原因）感染他们，更有可能出现感染后的肠易激综合征的症状。这是有理可循的，因为慢性应激可以刺激许多病原体的生长，包括肠道内的大肠杆菌，并使它们更具侵略性。慢性应激也可导致我们肠道中的自主神经系统释放应激信号，这种信号可以减少结肠壁上黏液层的厚度并使肠道通透性升高，使微生物更容易绕过肠道的防御屏障，突破肠道的免疫系统。这一系列事件会导致更持久的肠道免疫激活并且延长症状的时间。

众所周知，并非所有的应激状态对我们来说都是不利的。与慢性或复发性应激相比，急性应激及其相关情绪唤醒可以改善我们对于困难任务的表现，例如考试或演讲。它还会通过加强我们对肠道感染的防御，促进肠道健康，这其中包含了很多机制。急性应激作用于胃会增加胃酸的分泌，并对相关的大脑信号做出应答，于是随食物侵入的微生物更容易在到达我们的肠道之前被杀死。它也发出信号使肠道增加液体分泌并排出其内容物，包括病原体。最后，急性应激作用会增加抗微生物肽（也称为防御素）的分泌。所有这些反应都会保护胃肠道的完整性，抵御危险侵袭，缩短感染时间。

　　尽管这些急性应激对肠道及其微生物具有保护作用，但太多的压力却会将益处变成负担。长期的应激会增加患胃肠道感染的风险，并可能在感染清除后延长你的痛苦。如果你正遭受像肠易激综合征或者周期性呕吐综合征这样的压力敏感性症状，慢性应激可能是这些症状如此严重的本源。

积极的情绪

　　我们知道了很多有关慢性应激对肠 - 微生物 - 脑相互作用的有害影响。但除了压力以外，其他的情绪，特别是积极的情绪，也能影响肠道中的微生物吗？也就是说，是否幸福或舒适感能引起不同的、有益的肠道反应？

　　我们已经知道这些情绪及其潜在的大脑操作系统是如何通过一种独特的化学信号触发的，即当我们快乐时产生内啡肽，当我们和配偶或者孩子亲近的时候产生催产素，当我们渴望一些东西的时候产生多巴胺。当这些化学物质开关触发大脑中的相应操作系统时，它就会导致独特的肠道反应，即由肠道不同的收缩、分泌以及血流量所组成的特征模式。

　　我认为这些肠道反应中的一部分与积极情绪有关，也与肠道微生物释放的化学物质有关。我们已经知道血清素、多巴胺和内啡肽可释放进入肠道内部，它们都是积极的肠道微生物信号分子。这种从大脑到肠道微生物的情绪相关信号在某种程度上改变了微生物的行为，可能有利于我们的健康并且保护肠道免受感染。与幸福或情感有关的信号可能增加肠道微生物多样性，改善肠道健康，并保护我们免受肠道感染与其他疾病的威胁。

情绪对肠道微生物的其他影响

目前为止，对于这个引人入胜的故事，我们也只是管中窥豹。我们刚刚开始了解肠道微生物如何把我们食物中包含的信息翻译成分子信号，从而影响身体的许多器官和组织，包括大脑。我们已经知道血液中成千上万种不同代谢物的含量，其中多达40%来自我们的肠道微生物。此外，肠道对于特定情绪——多种积极和消极的情绪——的反应可以明显地改变肠道微生物利用食物产生的代谢物。换句话说，肠道反应将大量编辑我们的肠道微生物送到我们身体其余部分的分子信号。我希望我们会明白那些被科学家忽略多年的肠道中的数万亿微生物，它们不仅受到我们情绪的影响，它们也会对我们的肠道，以及对我们的思考和感觉施加巨大的影响。

肠道微生物能改变你的社会行为吗

如果肠道微生物可以影响我们的情绪，情绪和肠道直觉又影响我们决定如何行事，那么在逻辑上肠道微生物就可以改变我们的行为。如果肠道微生物能改变我们的行为，那么异常的肠道微生物会导致异常行为吗？如果真的是这样，有没有可能用健康的微生物替代异常的肠道微生物，既改善肠道问题，并且又可以改善自身的行为？

在这一点上，乔纳森（Jonathan）和他母亲相信这是可能的。当他们两个来我诊所就诊时，乔纳森25岁。他被诊断患有自闭症谱系障碍（ASD），这是当前用来描述患有自闭症谱系症状，以及强迫症和慢性焦虑的人的现代术语。像很多患有ASD的人一样，乔纳森也有一系列的胃肠道问题，包括腹胀、腹痛和便秘。

接受了几个疗程的广谱抗生素治疗后，乔纳森的腹胀症状变得更严重了，这表明改变的肠道微生物群可能对胃肠道症状的出现起到了影响。像许多患有自闭症谱系障碍的患者一样，他已经尝试了几种饮食疗法，包括无谷蛋白饮食和无乳糖饮食，但没有得到任何持久的效果。特殊的日常饮食也没有帮助他，这也是意料之中的事。他几乎不吃水果或蔬菜，因为他不喜欢它们的口感和气味。相反，他的饮食主要是精制碳水化合物，包括薄煎饼、华夫饼、土豆、面条、比萨饼、小吃和蛋白能量棒以及一些畜肉和鸡肉。

通过网络，乔纳森了解了很多关于健康的一般问题，尤其是肠道微生物。通过阅读，他知道了不良的肠道微生物群和肠内寄生虫对肠道的不良影响，他相信他的肠道症状与寄生虫在胃肠道上搞的破坏有关。他最近开始接受认知行为疗法治疗这些恐惧症和强迫症，治疗也包括进食他不喜欢的食物。这引发了他严重的焦虑和应激，我怀疑这种临时的应激可能加重了他的胃肠道症状。

通过美国肠道项目，我获得了一份乔纳森的详细的粪便分析报告。美国肠道项目是通过获得数千名普通人的排泄物的样本而建立起来的研究项目，目的是学习如何通过饮食和生活习惯塑造肠道微生物。近年来的一系列研究已经发现，自闭症谱系的患者相对于没有自闭症的个体来说，肠道微生物可能发生了变化，包括比例更高的细菌群，如厚壁菌门组，和较少比例的极拟杆菌门组。肠易激综合征患者也会表现出类似的肠道细菌模式。乔纳森的分析报告显示他也有相同的模式，并且他比普通美国人含有更少的变形菌门和放线菌。然而，由于他的不正常的饮食、焦虑和应激症状，以及肠易激综合征的类似症状，所以我们没有办法知道究竟是自闭症谱系障碍，或是肠易激综合征，还是他独特的饮食习惯造成了肠道微生物群的改变。

在问了很多问题之后，乔纳森和他的母亲还想要知道，他应该接受排泄物微生物移植，还是服用益生菌来改变他的微生物组，从而帮助他改善心理和胃肠道的症状。他们之所以这样问，是因为最近动物研究的结果已经在自闭症人群中得到了应用，这点燃了应用这些实验性疗法的巨大希望。

　　高达 40% 的被诊断为自闭症谱系障碍的患者遭受胃肠道症状的痛苦，主要是排便习惯的改变以及腹部疼痛和不适，并且许多这些患者满足肠易激综合征的诊断标准。此外，自闭症谱系障碍患者中肠－微生物－脑轴中也存在其他异常。通常他们的血液含有高水平的肠－脑信号分子——血清素。（记住 90% 以上的这种分子存储在肠道，含血清素的肠道细胞与迷走神经和大脑有密切的联系。）患有这种疾病的人，他们的肠道微生物群组成改变了，血液中的一些代谢物也改变了。

　　来自加州理工学院的萨尔基斯·马兹马尼安（Sarkis Mazmanian）和伊莱恩·萧（Elaine Hsiao）在帕萨迪纳进行了一项富有影响力的动物研究，他们给怀孕小鼠注射了模仿病毒感染和激活免疫系统的物质。接受这种处理后的母鼠哺育的小鼠表现出一系列行为的改变，类似于患自闭症谱系障碍的患者，这些行为改变包括焦虑行为、单调的重复行为以及不正常的社交活动。因此，这种所谓的母体免疫激活模型就是一种有效的自闭症动物模型。

　　加州理工学院的研究人员发现这种年轻小鼠的肠道和肠道微生物群发生了变化：肠道微生物不平衡、肠道破损，以及肠道的免疫系统更加活跃。研究者发现了一种特定的肠道微生物的代谢物，与先前在患有自闭症谱系障碍的儿童尿中的代谢物密切相关。他们给免疫系统没有被激活的母鼠生出的健康小鼠以相同的代谢物后，这些小鼠出现了相同的异常行为，与母鼠有免疫系统激活而生出的小鼠一样。最有趣的是，当他们将异常小鼠粪便移植到正常行为的无菌小鼠肠道内时，被移植的小鼠出现行为异常。这强烈地表明从受影响的动物体内移植的粪便产生的代谢物，能到达大脑并且影响健康小鼠的行为。对患自闭症患者最重要的是，通过移植人类肠内的一种叫作拟杆菌的细菌，可以使一些异常的小鼠的（虽然不是所有）自闭症行为消失。

这个精心设计的实验获得了大量的关注，不仅在科研界，也在自闭症儿童的父母中得到了大量的关注，也得到了想要开发治疗这种疾病的新方法的公司的关注。乔纳森和他的妈妈也知道这项研究，他们问我是否乔纳森应该考虑进行粪便微生物移植或者食用帮助他改善心理和胃肠道症状的益生菌。

我向患者解释道，几个正在进行的关于患有自闭症谱系障碍的患者的研究，将在接下来的几年内明确地回答他的问题。即便仅有一名自闭症谱系障碍患者用这种治疗方法得到改善，这都将是一个巨大的科学突破。但即使在这些结果出来之前，仍然还有几件我能够推荐的事情可以减轻他的症状。重要的是，要记住导致乔纳森的胃肠道症状的因素。第一，他选择食物是基于口感而不是其味道，导致极其不均衡的饮食，缺乏素食。第二，他食用了许多加工食品。第三，他高度的焦虑水平和应激敏感性改变了他的胃肠收缩、分泌物，以及增加了肠道通透性。

我的治疗计划同时针对他的大脑和肠道：我们的营养师会帮助他逐渐改变饮食，从不均衡的饮食转变为更均衡的饮食，包括水果、蔬菜和一系列发酵食品（包括发酵乳制品、富含益生菌的软饮料、泡菜、酸菜、不同的奶酪），所有这些食品都含有不同种类的乳杆菌和双歧杆菌。我还建议试验使用一种通便药物的草药，如低剂量的大黄根或芦荟制品，以治疗他的便秘。最后，我们尤其要教会患者做自我放松练习，如腹部呼吸，并强烈建议他继续用认知行为疗法来治疗他的恐惧症和较高的焦虑水平。

当乔纳森两个月后来复诊时，他的胃肠临床症状得到了大大的改善。他增加了各种愿意吃的食物，也能够正常排便了。他不再担心他肠道中恶心的寄生虫了，而且对饮食如何影响他的肠道微生物的行为，以及这种相互作用如何改善他的胃肠症状更感兴趣了。

向改善情绪的新方法前进

在人们知道肠道微生物的复杂性、肠道感觉以及它们对大脑的影响以前，19 世纪的两个杰出的学者建立了第一个情绪理论。美国哲学家、心理学家、医生威廉·詹姆斯（William James）和丹麦医生卡尔·兰格（Carl Lange）在 19 世纪 80 年代中期提出情绪起源于我们对身体感觉的认知评估，也就是当内脏剧烈活动时产生的内感受器的信息，例如怦怦跳的心脏、咕咕叫的肚子、痉挛性收缩的结肠或快速的呼吸。这个理论称为詹姆斯－兰格情绪理论，在心理学家中尤为著名，虽然今天很少有人相信情绪完全来自本体的感觉。

1927 年，哈佛大学著名生理学家沃尔特·坎农（Walter Cannon）利用广泛的人体实证的数据反驳了詹姆斯－兰格的理论，提出了一种基于大脑的理论，其中提到了特定大脑区域的活动，例如杏仁核和下丘脑对环境刺激的反应激发了情绪体验。尽管我们现在知道这些大脑区域是产生情感所必需的，但坎农没有像我们今天一样可以利用强大的大脑成像工具。因此他不可能知道关于脑的化学和神经介导的反馈系统。他也不可能知道肠道和肠道微生物在本体感受器系统中所起到的重要作用。

直到现代的神经科学家，包括安东尼奥·达马西奥（Antonio Damasio）和巴德克·雷格（Bud Craig），他们提出了以解剖学为基础的理论：脑－身体的环路由感受器和执行成分组成，关于我们如何产生和调节情绪的统一概念替代了旧的理论。

克雷格深入地研究了从身体到大脑的信息，或称内感受器信息的神经解剖学通路。基于这些研究，他提出了每种情绪都有两套紧密相连的组件：感觉组件（包括肠道感觉）和动作组件（包括肠道反应）。感觉组件是对于身体的内感受性意象，由来自身体各部分（包括胃肠道）的无数的神经信号在岛叶皮层形成。此意象总是与一个动作连接——从大脑的一个不同区域传送给身体的运动反应，该脑区就是扣带皮层。这就在身体和大脑之间建立了一个环形通路。根据克雷格的理论，每种情绪的目的都是要维持整个机体的平衡。

通过 3 本书的篇幅，神经病学家兼作家安东尼奥·达马西奥优雅地阐述了他在《笛卡尔的错误：情绪、推理和人脑》(*Descartes' Error: Emotion, Reason, and the Human Brain*) 中构建的躯体标记假设。根据安东尼奥·达马西奥的理论，我们所谓的身体环路就包括由脑到身体再返回大脑的信号。有关身体对情绪状态的反应的信息是以丰富且无意识的身体状态记忆的形式存储的，例如紧张的肌肉、快速的心跳和浅浅的呼吸。他开创性的成果和作品从根本上改变了我们对情绪和情绪感觉的生物学理解，但安东尼奥·达马西奥几乎没有提到胃肠道在这一过程中扮演的重要角色。

下一章我们将更详细地讨论大脑的"隐藏岛"部分——岛叶皮质，并且可以借此找回关于这个躯体标记的信息。大脑可以提取当我们感到有情绪波动时有关我们感受的视频片段，其中包括驱使我们做出回应的动机。大脑也能使用存档的记忆视频片段来创建厌恶、幸福和渴望的状态，而不必经历长长的肠-脑环过程。因此，作为一名成年人，当我们体验到情绪时，大脑不需要真正感受到描述身体实际发生的情况的感觉。相反，只需要通过访问"情绪视频图书馆"得到相关线索做出反应，就可以产生感受。因此这个图书馆中的"视频"可能在婴儿期或青春期作为真实的肠道反应而被记录下来，例如与愤怒的感觉有关的肠收缩。这些信息作为肠道的感觉返回大脑并在图书馆内存储为肠道直觉，如恶心、幸福、饱腹感和饥饿等。这些肠道直觉终身都可以在瞬间被提取出来。

最近10年来，我们对肠道微生物以及它们与肠道和大脑之间的相互作用的了解呈指数级增长，这迫使我们扩展现代的理论，包括将肠道微生物纳入情绪理论中作为重要的第三组成部分。这个理论认为我们基于脑的基本情绪环路主要是由遗传决定的，在出生时即出现，在生命早期被编辑修改。但是，情绪和肠道反应的完全发展需要终身学习，通过训练和微调我们的肠-微生物-脑系统才能达到。我们个性化的发育、生活方式和饮食习惯都能微调我们的情绪产生的机制，在脑中创建一个巨大的数据库，储存我们极其私人的信息。

肠-脑轴不仅参与身体的调节环路（免疫和内分泌系统），它也与我们周围的世界密切相关（图6-1）。大脑对各种社会心理影响产生反应，而肠道及其微生物对我们吃的食物、服用的药物以及任何的微生物感染做出反应。整个机体就像超级计算机，它从我们的身体和生活的外部世界中收集大量信息，来产生最佳的消化功能和脑功能。

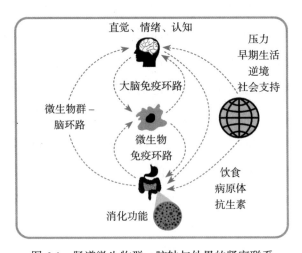

图6-1　肠道微生物群-脑轴与外界的紧密联系

事实证明，我们的肠道微生物群在这方面发挥了关键的作用，使得我们产生非常个性化的情绪模式。微生物群主要通过它产生的代谢产物对我们的情绪进行影响，在肠道中有大约 800 万个微生物基因，比人类基因组的基因多 400 倍。更令人惊讶的是，人类彼此之间差别很小，在基因上，我们有超过 90% 的相同基因，但微生物基因在我们肠道中的分类显著不同，任何两个个体之间只有 5% 的肠道微生物基因是相同的，肠道微生物组为肠－脑情绪产生机制的复杂性和可能性开辟了全新的天地。

因为肠道微生物对我们感受情绪的方式如此重要，任何改变微生物群代谢活性的事物，包括压力、饮食、抗生素和益生菌，它们在大体上可以调节情绪产生环路的发展和反应。例如，生活在世界不同地方的人在情绪上、饮食上的地域差异与肠道微生物功能的地域差异有关吗？如果新情绪理论是正确的，那么答案就是肯定的。虽然未来的研究需要证实这种联系，但我们可以断定：虽然情绪的基础可能产生于局限在一个窄小封闭区域里的想象中的大脑，完全独立于肠道和身体，那么这样的大脑只会产生非常有限的情绪反应。我认为肠道和它的微生物组的共同参与，在决定情绪的强度、持续时间和情绪感觉的独特性中发挥着重要的作用。

第 7 章

解 读 直 觉

生活中我们做出的许多决定都是建立在逻辑的基础上的，须得深思熟虑。然而，也有一些没有经过真正的分析或考虑所做出的决定。就像你决定吃什么、穿什么、看什么电影一样，这样的决定通常是在无自觉意识下做出的。

2002 年诺贝尔经济学共同获奖者、心理学家丹尼尔·卡尼曼（Daniel Kahneman）在他的畅销书《思考，快和慢》（*Thinking, Fast and Slow*）中表示，直觉决策是"我们做出许多选择和判断的秘密的决策者"。基于直觉或肠道直觉就可以做出对你来说最好的决定，这种观念与理性思维截然不同，是人类生存的核心。

实际上，这种基于非理性的决策已经在我自己的生活中发挥了重要作用。17 岁时，放学之后我在巴伐利亚阿尔卑斯山区的父母经营的一家甜品店里工作。这是一个适合成长的田园诗般的地方，位于一个重要的滑雪和徒步旅行区的中点，从意大利到这里只需要几小时的车程。这家店是 1887 年由我的曾祖父建立的，从那时起就由我的家族管理经营。青少年时，我曾为各种各样的场合做糕点和蛋糕，并且特别钟爱将昂贵的巧克力做成奇异的形状和尺寸。在这里我学习将不同口味与不同的季节和假期联系在一起，这为我以后的职业生涯，研究关于食物、肠道和大脑之间错综复杂的关系打下了基础（而我那时候还没有意识到这一点）。

到了决定选择大学的时候，我需要在成为第五代甜品店主人和追求我的科学医药事业之间做出选择，这让我痛苦了好几个月。从一方面来说，继承已建立好的、盈利的企业并且与社区紧密联系，居住在朋友和家人附近，并且可以在悠闲时欣赏小镇里的风景，这相当有吸引力。同时还有父亲对我的期望，他早就计划好了让我继承这项令人自豪的家族传统。然而，我感到被一个来自完全不同方向的力量所吸引：对传统和常规的抵制，对读书的热爱，尤其对那些关于心理、哲学和科学的书籍的偏爱，以及对与思想有关的基础科学研究的无穷好奇心。鱼与熊掌不能兼得，我开始了人生中第一次听从内心深处感觉的决定。

最终，我决定离开家族事业去慕尼黑学习，这也令我的父亲很失望。在七年之后完成医学学业时，另一个基于直觉的决定让我离开了已经建立好的事业（在德国一所大学当教授），同时也将我送到了离家更远的地方，我拒绝了一个梦寐以求的机会（在慕尼黑大学附属医院的高级住院医师训练）并且加入了洛杉矶的一个研究所——溃疡研究与教育中心，即人们熟知的首字母缩写 CURE。这个中心像磁石一样吸引了来自世界各地的对于研究肠－脑对话感兴趣的研究者。在实验室的最初几天，我的新研究渐渐明朗——从屠宰场收集猪肠并提纯和检测各种分子——这远没有家里的巧克力工厂体面。然而，当我逐渐认识到我的研究内容并不局限于肠道时，我开始对我的工作着迷了：从猪肠内分离出来的信号分子在大脑中也能找到，并且这些信号分子也广泛存在于植物、动物，以及外来的青蛙物种中，甚至是细菌中，它们都用这些信号分子来进行互相交流与联系，这一事实在科学上已广为人知。我一点都不知道这个大脑与肠道联系的领域将会成为我余下的医学生涯中的兴趣所在。

虽然直觉对我的生活产生了深远的影响，但是现实情况是，这些决定的风险没有多大。早年间，我有许多机会来探索不同的道路——也很有可能无论选择什么我都会很开心。但对于其他人，直觉的决定可能是生死攸关的。

1983 年 9 月 26 日，当苏联卫星错误地探测到五枚美国弹道导弹朝苏联发射时，一个苏联防空部队的年轻值班员——斯坦尼斯拉夫·彼得罗夫（Stanislav Petrov）就在莫斯科郊外的地堡里值班。即使警报声响起，屏幕上闪烁着"发射"，彼得罗夫也坚持做出了重大决定，他认为警报是错误的，并且拒绝确认即将来临的袭击。如果他像许多军人同事可能会做的一样，采取了"理性的"程序（对这种情况再合适不过），那么他的报复性打击引发美国的报复，那样就会有极大的可能导致数百万人的死亡。

彼得罗夫最初为他的决定做出了几个合理的解释，包括他相信那五枚导弹的袭击是没有意义的。美国的任何一次袭击都是需要几百枚导弹以造成巨大规模死伤的。而且，发射侦察系统是新的，就他自己的观点看，这是不完全可信的。最终，地面雷达没有确认这次袭击。

然而，在 2013 年的采访中，那时已能安全地讲述事情经过，彼得罗夫说他从未有确凿的证据证明警报是错误的，他当时做出的决定完全基于"内心深处的奇怪感觉"。

全世界的人都用类似的方式提到基于直觉的决定。无论什么样的决定，包括政治的、私人的或是专业的，例如与谁结婚、进入什么样的大学、买什么样的房子等。总统们在听取了顾问的建议并且仔细权衡了可选方案后，最终还是根据直觉做出"关于是战争还是保持和平"的决定，这种决定影响着数百万人。如果这是重要的，那么人类就该听从他们的直觉。

直觉和肠道直觉可以看成是一枚硬币的两面。直觉是快速、随时可用的洞察力。在没有理性思考或干预的情况下，你通常可以立即做出反应或理解事物。如果有可疑的事情，你可以感觉得到。当一瞬间你和陌生人达成默契时，你也可以感觉得到。当电视里那个有魅力的政治家正在说谎时，你也能察觉。肠道直觉反映了我们更广阔、更深层的个人智慧，并且我们对它的信任度超越了家庭成员、昂贵的顾问、所谓的社会专家或者社会媒体给出的建议。

那么什么是"肠道直觉"呢？它的生物基础是什么呢？来源于肠内的信号在肠道直觉的产生中扮演了什么角色呢？换句话说，肠道的感觉是什么时候成为肠道直觉的呢？某些答案也许可以在巴德·克雷格的卓越工作中找到，克雷格是一位神经解剖学家，在大脑聆听身体感觉及身体服从大脑指令之间的环路方面具有领先的见解。在最近的一本书《你感觉如何？内感受的瞬间与神经生物组成的你》（*How Do You Feel? An Interoceptive Moment with Your Neurobiological Self*）中，他的观点就有所体现。此观点已经在我的研究中起到了重要作用，它探讨的是大脑是如何接收来自肠道以及生活在肠道中的微生物的信息（反之亦然）。

我们的大脑将大量的信息构建成主观的肠道直觉，这些信息就是我们每天 24 小时的肠道感觉，是我们每天睁开眼睛、进食完美味的食物或是忍受长时间的饥饿时的感受，这种复杂的神经生物学过程就是我们主观感受的基础。不断有证据证明来源于肠内感受的信息（包括肠内微生物的信息）可能在我们产生肠道直觉的过程中扮演着重要的角色，从而影响我们的情绪。

感觉（包括肠道直觉）是进入大脑中的所谓"突显系统"的感觉信号。"突显"是环境中一些事物能吸引和保持某人注意力的水平，因为它是重要或是显而易见的，即一些很突出的事物。当你阅读时，一只蜜蜂在你的头顶嗡嗡叫，这可能比文章的内容更能引起你的注意，尤其是蜜蜂还有叮咬你的潜在威胁。外面雷电交加的天气可能有相似的特点，同样会有效地将集中在书本上的注意力转移开，然而低音量的背景音乐和外面的微风可能就不会引起你的注意。大脑的突显系统会评估所有信号的相关性，无论信号是来源于环境还是来源于身体，相关程度达到某种程度后，信号就会进入我们的注意过程和我们的意识。

来源于肠道和肠内微生物的信号，包括化学、免疫和机械信号，由肠壁上的受体（感受器）编码，并通过神经通路（尤其是迷走神经）和血流传递到大脑（图7-1）。这种信息的原始形式由岛叶皮质的后面部分接收，然后由大脑的许多其他系统进行加工整合。我们仅以肠道直觉的形式了解这种信息的一小部分。虽然肠道直觉来源于肠道，但却是从许多其他来源的影响中整合、创造出来的，包括记忆、注意及情感。

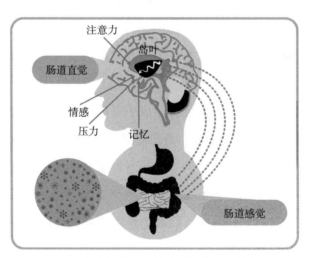

图7-1　大脑怎样从肠道感觉构建出肠道直觉

与肠道感觉相关的"高突显性"事件（包括恶心、呕吐和腹泻）

通常伴随着情绪上的不适、甚至痛苦，这警告我们当前有一些重要的事情需要重视和应对。然而，肠道直觉也可以和积极的肠道感觉有关，就像在一顿大餐后的良好感觉和满足感，或是胃部在完全放松状态下的快感。大脑对突显性事件的阈值受到许多因素的影响，包括基因、早期生活的品质和类型、现在的情绪状态（越焦虑，突显性阈值就越低）、对身体感觉的警觉、许多情绪化时刻的回忆，这些回忆一生都在累积。但是记住，就来源于消化系统的信号而言，大多数时间你的突显系统都在无意识状态下运行。每天有数以万亿的感觉信号来源于肠道并在大脑突显网络中进行加工，然而大多数信息并没有引起你的注意。潜移默化之中，这些信息内容却渗透进入了你的潜意识。

突显系统怎样决定这些信号中的哪一个成为有意识感知的肠道直觉呢？脑部的一个区域在这个过程中扮演了重要的角色，它就是岛叶皮质。它就是突显系统网络的中枢。岛叶，正如人们知晓的，它的名字源于它是位于颞叶皮质下方的"一个隐藏的岛"。一个基于神经学家巴德·布雷格的革命性概念和大量科学数据的理论认为，这座在我们大脑中隐藏的岛的不同区域分别在内感受器信息的记录、处理、评价和回应方面起着独特的作用。根据现在对于大脑怎样处理这种惊人的任务的认识，对我们身体的主要意象的表征由位于大脑最底部的神经核团网络首次编码，这个神经核团网络就是所谓的脑干。从那里，大量的信息进入岛叶皮质的后部。我们对这种意象的感知可以比作反映我们身体中每个细胞状态的粗糙的黑白相片，裸眼几乎看不清。

实际上，我们的大脑对评价这样的信息并不是真的感兴趣，因此，这种未加工的意象并不是用来好看的。这些信息里主要与一种常规的、稳定的反馈相关，这种反馈由大脑发出，传递给产生信息的身体区域——对于我们讨论的问题来说，就是胃肠道的大片区域。理论上，国家安全局用同样的方式处理数据。在完美的世界中，没人会访问安全局存储的数据，除非达到了突显性阈值，警告安全局特工仔细检查手机、互联网以及旅行模式。

而岛叶的意象经过精炼、剪辑和上色，与演员在电影拍摄后的头部特写所接受的处理相似。布雷格表示，将身体内感受的意象转化为更为精细的意象的"再表征"过程与专业的摄影类似。就像摄影师使用图像处理软件一样，大脑使用情感的、认知的和注意力的工具，也使用之前经历的记忆数据库来提高意象的品质与突显性。随着剪辑过程的继续，大脑的注意网络变得更加的忙碌，导致我们对意象更加留意并将其与动机状态联系起来——也就是说，与对应某种感受的行为驱力联系起来。它是你的内脏感觉和味觉体验传送到的大脑区域，使你感觉需要吃饭或者排泄，休息或者工作，节省能量或者消耗能量。一旦这个过程达到岛叶皮质的前部，意象就具备了有意识的情绪感觉的所有特征，这些特征描述了整体身体的状态并且产生了感觉：感觉舒适、恶心、口渴、饥饿，或者满意、放松，或者简单地感觉不适。从神经生物学的观点看来，这些是我们真正的肠道直觉。尽管岛叶是此过程的中心，但重要的是，要记住它并不是独自完成这个神奇任务的，而是和大脑中的内感受网络的其他部分紧密结合、一起发挥作用的。此网络包括脑干中的几个核团以及脑皮质的不同区域。

但是大脑是如何处理我们积累一生的无数肠道直觉的呢？很难想象我们进化出了如此神奇复杂的数据采集和处理系统，却把收集来的信息扔掉。肠道直觉的"图书馆"里面有数量巨大的个人信息，以及我们一年365天里每秒收集的突显性信息。现在的科学认为这些信息被储存在以指数速度增长的数据库里，这与政府机构和公司创造的数据收集系统相似。我们大脑收集的数据包括非常隐私的个人经历、动机、对这些经历的情绪反应，我们的大脑自从出生，甚至是在子宫内就开始收集这些信息。虽然大多数人很少注意此过程，或很少思考它的含义，但我们明白它与以肠道直觉为基础的决定关系密切。

储存的信息代表了我们一生中所经历的无数积极和消极的情绪状态。例如，情绪记忆可能与我们已经做出决定的消极结果相关，例如糟糕的腹部疼痛，或我在马拉里不舒服的经历。这个数据库存储了面试前我们的忐忑不安，或者当我们真正愤怒或感觉失望时我们腹部的绞痛。类似的信息标记也可能与享用美味大餐的乐趣、强烈浪漫的爱意或者充满力量的感觉相关联。

个体差异

假设你是一个实验的参与者，这个实验是用来研究内感受与情商之间关系的。你躺在大脑扫描仪上，戴上耳机，把左手中指放在监视你心率的垫子上。你的右手放在有两个按钮的垫子上。扫描仪监视你大脑的活动，你通过耳机听到几组的十次声音。每一组声音结束后有一个停顿，随后你会被要求做出选择：如果你认为声音与你的心跳是同步的，则按压一个按钮，如果你认为敲击声与你的心跳有轻微的不同步，则按压另一个按钮。这些组的声音会重复多次，有时与心跳是同步的，有时则不是。你能分辨出它们的不同吗？

几年前 9 名女性和 8 名男性参与了这个实验，4 名研究对象对声音与心跳是否同步极其自信。每次他们都能精准地感觉到不同。而有 2 名研究对象是真正的"心盲"，他们从未弄清楚心跳与敲击声是否同步，只能随机猜测。剩下的参与者介于两者之间。

所有的参与者的大脑扫描都揭示了几个大脑区域有显著的活动，尤其是右前脑岛。在那些最善于跟随心率的人中，它的活动最强。最重要的是，这些人在共情水平的标准化调查问卷中得分最高。因此，追踪自己心率的能力越好的人，越善于感受整体情感与肠道直觉。你越能捕捉内脏感觉，你的情绪就越为协调。虽然这项研究专注于心脏的感觉，但无疑此结论也应该适用于肠道感觉。

早期发育

肠道直觉和道德直觉有一个有趣的来源，在所有事物中，它们与食物关系最为密切。饥饿是与生存有关的早期情绪，是你在今后的生活中经历的所有肠道直觉的基础，包括对和错的感觉。

让我用一个故事来说明吧。妻子和我最近组织了一些亲密朋友共度周末。也包括他们的女儿和一个 7 个月大的外孙女莱拉（Lyla），一天中大多数时间她都在含糊地说个不停。宝宝大多数时间都很开心，但饥饿、疲劳或者困倦会改变她的情绪。我现在已经知道肠-脑轴在 7 个月大的时候已经开始工作，尤其在全脑发育和突显网络方面也是如此。而且，肠内微生物在人 3 岁时完全建立。莱拉的原始突显网络被与饥饿有关的肠道感觉所调节，并且这导致了强烈的啼哭，以此来得到她想要的奶水。一旦她吃饱了，莱拉的最初厌恶感觉迅速被一种舒适和愉悦的感觉取代，这都是由与饱食相关的新的肠道感觉所触发的。

我的主要观点是：与饥饿有关的肠道直觉组成了你的有关世界的好与坏的早期信号，它们与生俱来。饥饿的肠道感觉可能是新生儿的第一个负面的原始情绪，它触发了对食物的强烈欲望。类似地，满足的感觉与进食母乳有关，母乳充满了益生元与益生菌，这很可能是最早的好的感觉。其他积极的肠道直觉包括妈妈温柔的触摸（内感觉的一部分），以及温暖和舒服的声音。

从肠道传到大脑的信号，即肠道感觉，在生命早期经历中扮演重要的角色，引申来说，它们形成了你区分好坏的能力。当胃完全排空时，便释放一种荷尔蒙，即饥饿激素，于是导致了急迫的饥饿感。这种感觉，再加上强大动机的驱使，就会成为其他坏的肠道直觉的基础。

肠道直觉也可以与积极的感觉相关联，例如进食美味大餐后满满的温暖、练习腹式呼吸时胃部的快感，或者家里甜食散发出的巧克力的芳香。

婴儿期饱腹感或饥饿感——好或坏的感觉——循环交替，可能成为日后生活中形成判断好或坏的肠道直觉的基础。换句话说，肠道记录了婴儿期你的需要是否被满足的状况。躺在婴儿床里因为饥饿而哭一个小时的婴儿与那些快速被抱起、放在摇篮里然后得到喂养的婴儿所感知的世界是不同的。因此你最早的肠道直觉就是一个模型，它告诉我们"这个世界什么样子，以及我必须做什么才能幸存下去"。

当建立基本动机的实际理论时，西格蒙德·弗洛伊德（Sigmund Freud）也有类似的见解。这位伟大的精神科专家把心理和性格的发育与婴儿的消化道区域的"入口与出口"的固着联系在了一起——即著名的"口与肛门"的精神发育学说。但弗洛伊德忽略了感觉的关键性贡献，感觉是大脑基于感觉信息建构而成的，这些感觉信息来自于整个消化道及其内部的微生物——那些我们才刚刚领会到的事物。肠内微生物的大量聚集是怎样产生早期好或坏的感觉的？记住，人体就是比人体细胞还要多的数万亿微生物的宿主。微生物生活的地方无处不在，在皮肤上、在牙齿间、在胃里，与肠道直觉最相关的是在胃肠道中的微生物。肠道是超过 1000 多种微生物的家园，它们在多种的水平上与大脑进行着对话。

根据在生命的头 3 年，肠内微生物生态发育的越来越多的证据，我们可以做一些有趣的推断。从动物研究的结果来看，很有可能肠内微生物影响着世界各地的婴儿的情绪状态与发育，从哭闹到咿呀学语。

那这是怎么做到的呢？它其中的一些机制不得不和母乳联系到一起，母乳含有一些与安定类似的化学物质。所有婴儿的肠内微生物适应了母乳中的复杂碳水化合物，它们可以代谢这些碳水化合物。其中一种微生物最适应母乳，是一种乳酸菌，可以产生一种 γ- 氨基丁酸的代谢产物——这种物质与抗焦虑药物安定相同，对大脑中的同种受体产生作用。通过生产内源性的安定，微生物可能帮助婴儿的大脑情绪产生系统镇静下来，并且通过缓解饥饿感使婴儿感觉舒适。

人类母乳也包含复合糖，这种糖不仅是婴儿肠内微生物发育所必需的，而且也可能造成婴儿被喂养时的美好感觉。当给新生大鼠喂糖水后，肠内和嘴里的甜味感受器产生感觉，受到大脑加工。这个过程导致了内源性的类鸦片活性肽分子的释放，这种活性肽可以降低疼痛的敏感性，并且可能使啮齿类动物感觉舒服。人类婴儿可能也有同样的反应。

什么使我们的大脑如此独特

关于人类独特性的所有理论中，你会听到许多论证：我们可以直立行走；我们有对生拇指；我们有巨大的大脑；我们有语言；我们处于食物链的顶端。但是人类的大脑有两大特点与我们的论题最相关，即肠道直觉和直觉对做决定有重要作用。

前脑岛区域与毗邻的前额皮质（突显网络的中心与肠道直觉的创造、存储和检索的地方）的大小和复杂性才是最有可能将我们和其他所有物种区别开的构造。就前脑岛的相对大小而言，与我们最接近的动物是类人猿，尤其是某些种类的大猩猩，其次是鲸、海豚和大象——因它们的情感、社会性和认知能力广为研究者称道，而它们在动物界的数量也同样众多，这绝非巧合。

然而，还有另一个人类大脑的特点你可能前所未闻。在右前额脑岛以及与它相关的结构中有一种特殊的细胞，这种细胞只在猿、大象、海豚和鲸中存在，在其他种类的动物里还没有发现。它叫作埃科诺莫神经元（von Economo neurons，或简称 VENs），于 1925 年被科学家第一次发现，它体积很大，形状胖胖的，相互紧密连接，它对做出快速的直觉判断具有重要的作用。

你可以做出快速判断，是因为你的大脑里有埃科诺莫神经元，但为了方便起见，我们简称它们为直觉细胞。在出生的前几周，少量的直觉细胞就在你的大脑里出现了。研究显示，出生时这样的细胞大约有 28 000 个，4 岁时达到 184 000 个，到成年时，达到 193 000 个。一只成年猿通常有 7000 个直觉细胞。

直觉细胞在右脑数量较多。右前额脑岛比左脑岛多 30%。直觉细胞似乎是用来把突显网络的信息快速传递至大脑其他部分的。它们配备着大脑的化学物质受体，这些受体是与社会关系、不确定条件下的期望、察觉危险有关的化学分子，还包含某些基于肠道的信号分子，如血清素，这些是所有构成直觉的化学要素。当玩扑克牌你觉得运气要改变时，就是这些细胞在活跃了。

约翰·奥尔曼（John Allman）是一位加利福尼亚理工学院的神经科学家，并且在埃科诺莫神经元细胞研究方面有独特见解。他说当你看见某个人时，你便创造了一个那人是怎么思考和感觉的构想模型。对于这个人你就有了最初的、快速的直觉——唤醒了你的直觉数据库、刻板印象和阈下知觉——数秒、数小时或数年之后，你才会更加详细、理性地去判断。我们现在知道当你做出快速决定时，你的额叶和前扣带回是活跃的。当你经历疼痛、恐惧、极度厌恶，或许多社会情感时，这些区域也是活跃的。当你认为一些事情很滑稽，同样的细胞又兴奋起来，可能随事情变化的情况来重新调节你的直觉判断。幽默可用来解决不确定性，缓解紧张，产生信任，以及促进社会关系。

目前研究者认为涉及埃科诺莫神经元细胞的快速交流系统可能促

使生活在复杂社会的哺乳动物进化，通过以肠道为基础的决定使它们能快速地反应、调节并适应快速改变的社会情况。根据它们在社会行为、直觉和共情中的作用，埃科诺莫神经元细胞的异常可能与自闭症谱系障碍的疾病有关，包括这些患者共情和互动能力的缺乏。即使现在没有直接的证据支持这样的猜测，大脑中的埃科诺莫神经元系统的发展可能与生命第一年的肠内微生物的成分及其功能的改变，以及它们发送至大脑的信号有关。改变的肠－脑通信与一些自闭症有密切的关系，自闭症老鼠模型的近期实验已经发现肠道微生物向大脑发送的信号的改变可以解释这些动物自闭行为的可能机制。

动物也有肠道直觉吗

作为人类，我们理所应当认为我们应该拥有社会情绪，例如尴尬、内疚、羞愧以及骄傲，并认为动物，尤其是那些和我们住在一起的动物，也一定和我们享有同样的感觉。爱狗人士发誓他们的犬科同伴会以与我们相同的方式产生情绪，比如羞愧、嫉妒、愤怒和爱。

然而，如果我们严格地按照大脑的解剖来看，动物却没有能力产生这些情感，因为它们的大脑根本就不是人类这样的结构。情感的自我意识是人类独有的，它由前脑岛和它与其他脑区皮质产生交互作用而赋予人类的，尤其是与前额皮质的交互作用。狗的确有脑岛，但它们的前额部并不够发达。体内产生的感觉，包括那些来自于肠的感觉，是由它们大脑底部和皮质层下的情感中心整合在一起的，而不是前额脑岛。狗与其他宠物显然有情绪，但没有自我意识，因此，无论宠物的情绪表达得与人类有多么类似，它们都和你绝非同一类，不论多难接受，恐怕你都得承认这个事实。

建立你的个人"谷歌"

想象将我们激动人心时刻的记忆作为微小的视频剪辑存储在我们的大脑中。这些视频不仅包含了某时刻的视觉效果，也结合了情绪、实体、注意以及动机这些要素。我们很少记得此类事件的日期或具体情况。数十亿的这些剪辑，或"躯体标记"，被存储在我们大脑中的"微型服务器"中，并且标注上（连接着）动机状态：消极的标记与不愉快的感觉和回避的动机相联系，然而积极的标记与良好的感觉和寻找它的动机相联系。

当我们以肠道直觉为基础做决定时，就像谷歌搜索引擎一样，大脑会访问我们脑中的情感产生时的巨大视频库。换句话说，你不必有意识地费力思考每个决定可能产生的所有积极或消极结果。当需要有行动时，大脑会预测一个特定的反应会使你产生感觉，这些感觉是以发生过事情的情绪记忆为基础的，这些事情就是一生中发生过的相似情况。这种或然的过程会引导你远离可能使你感觉不好的反应——焦虑、疼痛、不舒服和悲伤等，并且寻求感觉舒服、开心和受到关心等记忆相关的反应。除了能让你更快地做出决定，这种机制也使你从过去的教训中受益，不需要重温过去教训而造成心理负担。如果要不断地回顾和重温痛苦不快的经历，你真会疯的。

女人的直觉

在我行医的经历中，发现似乎许多女性在肠道直觉以及凭直觉做出决定方面比男性更好。对于确认情绪过程的性别差异和慢性疼痛发病率方面的兴趣引出了一系列美国国立卫生研究院资助的研究，这些研究的目的就是发现疼痛和情绪刺激引发的大脑反应的性别差异。

出于对政治与便利方面的考虑，对于男性与女性生物学差异方面的研究在很大程度上一直被忽视，就像是默认女性大脑对刺激和药物的反应与男性大脑一致。然而，我们小组和其他团队的研究显示，与男性相比，女性对与身体感觉（如腹部疼痛）和情绪感觉（如悲伤或恐惧）相协调的大脑的突显和情绪唤醒系统更加敏感。对于这些差异，有一个解释，即这可能与女性存储了例如月经、妊娠以及分娩等生理疼痛或不舒服情况的记忆有关。当认为一个潜在的疼痛经历会发生时，女性大脑有一个更大量的躯体标记数据库去参考，并且同样记忆在女性大脑的突显系统中可能会比在男性的系统中输入更强的情绪感受。

基于肠道直觉的决定总是对的吗

如果我们认为或怀疑肠道直觉是对的，那么以肠道直觉为基础的决定是否是最好的决定呢？

是，也不是。肠道直觉得到的信息远比自己的体验或学得的知识要多，超出你的想象，但它们也很容易被许多外界的影响损坏，包括创伤经历、心境障碍和广告信息。

例如，电视节目中充满了针对你肠道直觉的广告，无论目的是为了鼓励你吃汉堡包、节食还是吃药。这些巧妙设计的广告通过呈现的图像吸引你的注意，向你许诺隐含的回报，它们顺利而毫不费力地进入了你的肠道直觉和体验的储存库。

拿一个品牌的花生酱广告标语为例："挑剔的妈妈选择杰夫。"在与孩子健康有关的方面挑剔是大多数父母都具有的肠道直觉，这值得赞美。广告商和其他方面的影响可以利用你很忙的事实控制你的肠道直觉。你可能会合并与简化出新的信息。你"喂孩子时很挑剔"的本能意愿与"挑剔的妈妈选择杰夫"在你的大脑中合并了，变成了"选择杰夫"，于是它就被误认成了肠道直觉。因此问题变成了不是你能不能信任你的肠道直觉，而是你怎么样能学会准确地区分什么是你真正的肠道直觉。尽管做出快速的以肠道直觉为基础的决定的神经环路使你能够在复杂的社会中生存，但今天的挑战是使用你的肠道直觉来弄清楚什么对你来说是有意义的。

我们做出以肠道直觉为基础的预测和决定是进化的副产物：在一个充满生命威胁的危险世界，悲观的系统偏差可以提供巨大的生存优势。然而，如今在发达国家的大多数地方，这样的系统已经不再管用，威胁生命的因素被日常心理压力所代替，结果就是我们对以肠道直觉为基础的消极决定主要导致了不幸福和不健康的后果。

弗兰克的故事就是一个很好的例子。他必须强迫自己参加和客户的午餐会议，因为如果在不熟悉的饭店，他的大脑会制造很多焦虑及胃肠症状，致使他在会议中不能精神集中。这样的现象就叫灾难性思维（catastrophizing），简单地说就是你的大脑以肠道直觉为基础做出了错误的预测，认为会发生最坏的结果（此事件中为严重的消化道症状）。在弗兰克得知自己有个新的预约时，他的直觉，即在这家饭店会发生的未来不良事件的预测，会阻止他理性地评估问题。在遭受抑郁或长期疼痛的患者中，灾难化思考也是一个共同的特质，患者的关注点仅局限在注意消极的刺激。一些患这些疾病的人已经完全丧失了做出以肠道直觉为基础的有利决定的能力。

怎样决定

购买葡萄酒时，有三种策略，这取决于你的决策策略。第一种策略是线性，理性的策略。采取这种策略的人以他们在品酒课上学到的内容为决策依据（特定品种的最好年份、加糖的量和储藏年份等），或者根据著名的品酒大师出版的读物来决定。第二种策略是肠道感觉。肠道感觉专家闻或品尝特别的酒时，以他们自然的或受过训练的发现不同味道和芳香（从巧克力、覆盆子到肉桂）的能力为基础做出决定。最后一种策略是直觉。肠道直觉专家一生都在累积大量与饮酒有关的情绪记忆。这些记忆可能包括在托斯卡纳区或普罗旺斯的一座小城镇经历的快乐时光，或与公司里的好朋友简单地喝一瓶红酒，共享美味食物。这些记忆可能也包括附近薰衣草田的芳香和迫使大家从户外回到饭店室内的雷雨。肠道直觉在这些令人愉快的经历期间产生并存储，这些经历不仅包括酒的真实味道（肠道感觉），也包括环境（漂亮的风景）和感觉状态（放松、开心或恋爱）。

当你观察这三种类型的人做出买哪种酒的决定时，理性的那类人会在网上搜索并且仔细地、有逻辑地衡量价格、年份和其他学到的关于酒的信息。感觉专家可能去品酒室来发现味道和芳香的最终组合。然而，直觉类型的人往往被他们关于酒的特定起源地的记忆，或他们在愉快的聚会上分享酒的时刻而影响。

通过梦访问肠道直觉

如果我们能观看以肠道直觉为基础的生活纪录片，将这些独立的片段拼接在一起，我们可能会看到一部精彩的、高度私密的传记片，它一定会惟妙惟肖地展现出来。

但那终究是种幻想，我们究竟怎样才能窥视我们思想中的视频图书馆呢？当我们清醒时，我们在忙着处理周围充满挑战性的世界，此时观看我们自己的情感传记会令人难以专注下来。晚上是一个看这样的电影更合适的时间，这时我们不会因工作、家庭或朋友而受到打扰，这时我们的身体暂时不在工作，甚至在面临最可怕的场景时也不会移动。并且事实上，那正是情绪电影院的放映时刻——当我们睡着时，或更具体地说，当我们沉浸在梦中的时候。

做梦的经历常常看起来就像我们在看电影，任何能够记住他（她）的梦的人都会同意人脑是一位杰出的电影导演。人们普遍认为，最生动的梦发生在称为快速眼动（REM）的睡眠期间。在快速眼动睡眠期间，你的呼吸变得更快、更不规则、更浅，你的眼睛向各个方向急速转动，你的大脑变得非常活跃。有关某些个人私密内容的电影更频繁地播放，它们丰富多彩、情感丰富。

睡眠的脑成像研究证实了在快速眼动睡眠期间激活的大脑区域包括我们熟悉的脑岛和扣带回皮质的突显网络区域，以及几个情绪产生区域，包括杏仁核以及与记忆有关的区域，例如海马和眶额皮层，以及视觉体验所必需的大脑区域，即视觉皮层。同时，与认知控制和意识有关的大脑区域（包括前额叶和顶叶皮质），以及控制自主运动的区域被关闭。此时，你是瘫痪的。以这样的方式，我们可以体验我们未经过滤的电影版本（如当我们想要逃跑或者打某人的脸的时候）而不必担心从床上坠落。除非你有罕见的睡眠障碍，否则你无法主动出演你的梦。

有趣的是，当我们的身体运动功能被关闭，肠－微生物－脑轴在睡眠中比在其他任何时间都更加活跃。移行性复合运动——在第 2 章讨论过的胃肠道的舒张与强烈地收缩，当我们的胃肠道没有食物时，这种运动每 90 分钟穿过我们的肠道一次，在睡眠期间完全被激活，在此期间，它显著地改变了我们肠内微生物的环境（可能还有它们新陈代谢的活性）。根据我们今天的认识，这些收缩波可能也与许多肠内信号分子的释放以及这些信息传送到大脑有关，这些信息可通过肠－脑的沟通渠道传输。即使还没有科学的研究证明这种观点，我也会认同这种强烈的肠道和微生物至大脑的效应信号的出现，以及在这个过程中释放的所有神经活性物质，在为梦境增添情感色彩的过程中扮演着重要角色。

　　为什么梦如此重要？一个理论就是，在快速眼动睡眠期间的梦有助于整合和巩固我们多个方面的情绪记忆。正如我们之后会讨论的一样，梦境分析是一种探索肠道直觉并学会信任肠道直觉的方法。关于梦的作用和重要性还有许多其他的假设，即梦的一个功能是以肠道直觉的形式巩固情绪记忆，这些肠道直觉是我们在一天中所积累的，这种假设正与这一领域科学收集的大量数据相符合。例如，最近一些有趣的发现表明肠－脑轴，可能还包括来自微生物的信号，在调节快速眼动睡眠以及梦的状态方面起着重要的作用。所以下次你想在上床睡觉前进餐，或在午夜起床去冰箱里寻找饮料喝，你可能要考虑到这可能会对你的"夜间电影"和你内部数据的更新有意想不到的效果。

　　25年前，当我必须做出关于自己人生方向的决定而感到手足无措的时候，我有幸坚持学习了几年荣格心理分析。卡尔·古斯塔夫·荣格（Carl Gustav Jung）是瑞士苏黎世布格赫尔策划精神病医院著名的精神病学家，是当代西格蒙德·弗洛伊德。他是分析心理学的奠基人，他定义了详尽的心理学概念，包括共同（集体）潜意识的；普遍的、与生俱来地指导我们行为的潜意识图像模式（所谓的原型）的概念；自性化的概念，即对整合对立心理倾向（如内向、外向）的心理过程的倾向。荣格视"梦境分析"为获取潜意识的关键策略。现在我推测后者的心理过程与感受并学会信任肠道直觉方面有着千丝万缕的联系。

　　尽管我一直着迷于荣格关于"梦境分析"的著作，我依然来准备好应对治疗师每周关于我梦境的反复提问。当我开始我的心理治疗，寻找实用的、能帮助我做出对我未来最理性的决定时，我的治疗师始终如一地引导我审视自己，从我的梦中找到答案。

有几周我吓坏了，因为我没有在日记里记录我的梦境，导致治疗时没有什么可以讨论的。而过了几个月，我能记住更多的梦了，记忆细节和强度也稳步提高了。我惊讶于每晚观看到的"内在电影"的美丽，故事情节的复杂。这些梦中最详细的部分是最具个人意义的部分，它们与最强烈的感受有关。我每天早上记录下自己的梦，然后反思它们，不论有没有心理治疗师的参与，我都逐渐地可以与我的情感记忆的内在数据库连接起来，然后在做重要决定时，我开始越来越相信自己在这些梦中反映的内在智慧，而不用依赖朋友或同事的建议。

但是梦境分析不是连接你的肠道直觉的唯一方法。实际上还有其他的方法可以训练倾听肠道直觉，也没有荣格心理分析那么麻烦与昂贵。例如埃里克森催眠。米尔顿·埃里克森（Milton Erickson），著名的催眠治疗师，他擅长通过巧妙的诱导性的故事对患者催眠，使其失去意识、变得恍惚，从大脑理性（左脑）的一面转向潜意识的（右脑）一面。在催眠诱导过程中，受催眠者会越来越信任无意识的一面，而放弃任何试图通过理性的、线性的思维机制控制事物的尝试。不仅催眠可以有效地使大脑从外部注意焦点快速切换到内省模式，也因此产生恍惚，而且多次反复的埃里克森催眠也会改变患者不在恍惚状态时做出重要决定的方式。随着时间的推移，埃里克森的许多受试者越来越多地学会相信这种内在的智慧，并做出相应的决定。

底　　线

我们在日常交谈中经常使用"肠道直觉"这种表达，但没有意识到这个术语的生物学基础已有大量的科学证据。肠－脑对话在人与人之间具有质量、精确度和潜在倾向上的差异。一些肠道感觉是以"高保真"的方式记录下来的，并以潜意识的方式回放：即使它们很少达到我们的意识层面，这样的影片（就像梦）在我们的背景感受状态中可能扮演一个重要的角色。除此之外，某些个体似乎对来自肠道的所有信号更加敏感和警觉。他们可能认为自己的胃"很敏感"，或者他们的母亲告诉他们曾是疝痛婴儿。有些人学会了忍受这种超敏性并且接受它作为他们个性的一部分。他们会告诉你，他们对食物和药物更加敏感，并且在焦虑时会感觉到胃绞痛。在这群人中，有人会有常见的消化道疾病，如肠易激综合征，他们的大脑被来自肠道的、源源不断的异常信号淹没，根据接收到的信号产生不适当的肠道反应。

通过与我们的肠道直觉相联系，理解我们个人以肠道为基础的记忆在直觉决定中的作用，并且认识到我们的所作所为会影响我们的肠道微生物的活性——通过我们的饮食或药物摄入，也可能会影响我们的情绪和对未来的预测，懂得了这些，我们就可以充分地挖掘肠－微生物－脑轴的巨大潜力。

奇怪的是，尽管做出以肠道为基础的决定是如此关键重要，却没有正式的机制来训练和优化这种非凡的能力。当然我们在学校里没有学习过它，许多父母没有告诉他们的孩子如何倾听直觉，而是强调逻辑思考的重要性（当然，这也是对一个冲动少年很有价值的技能训练）。现代社会信条的根据是世界是线性的，且可预测的假设，但前提是你对这个世界有足够的信息，你就可以做出最理性的选择。我强烈地认为一旦我们对直觉决策的生物学基础获得更深层的认识，并且认为花费精力来提高这些技能是有价值的，那么就会有一系列的方法可以提高我们在以后的生活中做出以肠道直觉为基础的决定的能力和倾向。

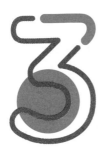

第三部分

如何优化肠 - 脑健康

肠 - 微生物 - 脑轴将我们的大脑健康与食物本身、种植和处理食物的方式、服用的药物、我们来到这个世界的方式以及我们和微生物相互作用的方式结合在一起。现在，我们开始理解这种奇妙的普遍联系的复杂性，我们作为人类只是其中很小的一部分。我相信，我们将会以前所未有的视角去看待我们的健康、我们自己以及我们周围的世界。

第8章

食物的作用——狩猎采集者教会我们的

对于世界各地的人们来说，食物都是社会生活的中心。在节假日，我们围坐在餐桌前谈笑风生，与家人分享有趣的故事；在晚宴上，我们结交新的朋友，他们有时甚至还会成为我们亲密的伴侣；此外，我们还会举办早餐会、答谢午宴以及晚餐……往往，人们的生活离不开"进餐"这个活动。

然而，随着现代生活节奏的加快，我们的饮食习惯已经改变了。过去我们与家人坐在一起共同用餐，而如今变成了用手机叫外卖。在美国，近几十年来，我们开始有了这样的担忧：有些像饮食一样对我们的生存至关重要的东西，正在向非自然化发展。而纯天然食品的餐厅、农贸市场以及慢食运动的出现则是上述趋势的一个持久且富有吸引力的反向趋势，它反映了一种深层次的诉求，即探索我们在现代化的过程中遗失的东西——探索究竟什么对我们的生存是有益而健康的。

如何将已失去的东西弥补回来呢？我们可以从科学角度出发。几百万年前，我们的消化系统、肠道微生物和大脑共同进化，我们进化出寻找、收获、制备健康食物、远离非健康食物的本能。那时，我们基本上依靠采集和狩猎获得食物。那么早期采集狩猎者的膳食习惯会引导我们走向正确的方向吗？

此外，我们必须意识到人类可以通过进食各种各样的食物而生存繁荣。从坦桑尼亚采集狩猎者辛苦采摘的水果、浆果和薯类，到肉食主义者因纽特人捕食的海豹、鲸鱼和独角鲸，不同种类的食物使得传统文化代代传承，持续繁荣。而耕作土地的农民主要依赖小麦、玉米、大米以及其他农作物（如蔬菜）、一些肉类，也许还有家养动物产出的牛奶、奶酪和酸奶。由于我们强大的消化功能，在各种气候和环境条件下，我们总能设法生存下去。

这要部分归功于我们惊人的胃肠道及其相关的具有优秀计算能力的神经系统。数百万年来的进化已经完善了肠道，使其能够感知、识别我们所进食的一切，并把它们编码成激素和神经冲动发送到大脑的调节中心。但是据我们所知，其中的一大部分也归功于肠道微生物，它们可以消化小肠不能消化的食物。总的来说，人类的肠道微生物群具有明显的差异性和适应性，并且在几百万年的进化中，它们已经成为我们消化过程中不可缺少的一个环节。

如今在北美，我们无法避免人造食品，这种食品富含甜味剂、乳化剂、调味品和增色剂，并且多脂、多糖和多谷蛋白，而且能量过剩。既然我们摄取的食物会影响我们体内微生物的活性，那么如果进食曾经身体进化过程中的膳食，我们体内的微生物又会有怎样的变化呢？我们体内古老的微生物又能告诉我们什么呢？甚至，它们发出的信息我们能够领会吗？

事实上，我们是可以领会的。而且，多了解真正的传统膳食可以帮助我们回答一个长久以来争论不休的问题——什么样的膳食是有益身心的：高脂／高蛋白、低碳水化合物、多水果蔬菜的杂食、素食，或是没什么味道的地中海饮食。倘若这样做，即通过了解我们曾经进化时的食物，我们或许可以知道，什么样的饮食结构可以让我们的肠、脑和肠道微生物和谐相处。

通过研究仍然保持原始生活习惯的人群，我们可以了解这一切，因为他们的膳食与我们在几万年来进化过程中所吃的食物没有多大的差异。接下来我要讲讲，世界上尚存的原始农民或采集狩猎者——马拉维人和雅诺马马人。

雅诺马马人的饮食

40 年前，在一次有趣的经历中，我亲眼看到了雅诺马马人和他们的饮食习惯。在那次长途旅行中，我在委内瑞拉丛林中穿行了几千英里[⊖]，来到亚马孙雨林中——这里是奥里诺科河上游居住的原始人类的家园。

2013 年，我意外地回想起那次热带雨林的经历。那时，我参加了马里兰州贝塞斯达举办的一次关于肠道微生物群的重要的学术会议。那次大会的主题为"人类微生物科学：对未来的预见"。大会发言人之一是生态学家、微生物学家玛丽亚·格洛丽亚·多明格斯－贝洛（Maria Gloria Dominguez-Bello），一位国际知名的科学家，曾发表关于分娩方式如何影响新生儿的肠道微生物群方面的论文，这是一篇里程碑式的论文，同时她也是研究者之一。他们发表了对不同人群肠道微生物组成成分比较的论文，包括美洲印第安人（南美发现的土著民族）以及生活在北美城市中的居民。

当我看到她放映的第一张生活在奥里诺科河沿岸的原住居民的幻灯片时，我简直不敢相信自己的眼睛：眼前出现的这些身材矮小、面容精致的人，他们有着自己的明显特征以及独特的僧人式发型，这些画面迅速将我的思绪带回 1972 年，那时我很幸运地受到一位纪录片导

⊖　1 英里 = 1.6093 公里。

演的邀请，担任摄影助理，跟随外景队到达雅诺马马人的领地。那时我上大学一年级，所以花一个学期的时间去进行这场独一无二的冒险并不需要太多代价。

因为那时候我还不太了解人类学和医学——更别提肠道微生物了，甚至那时它们还未完全被发现——所以我参与这个探险队的主要动机既有探险的吸引力，又有对参与制作纪录片的渴望。不过，在长途跋涉中，我也了解到雅诺马马人独特的饮食习惯：食物中完全不用盐做调味料。有几项研究已经证实雅诺马马人的低钠摄入量与高血压及其并发症患病率低有关。但是现在，对大脑、肠道和微生物之间关系进行了几十年的临床实践和研究，我已经意识到，在雅诺马马人的饮食中存在着更为有趣的现象，这不仅影响着他们的健康，而且还影响着他们的心理和行为。

我之所以提到这段个人经历，那是因为雅诺马马人是世界上仅有的少数保持原始生活状态的人群，他们仍然保持着几万年前我们祖先那样的生活方式。研究他们的饮食习惯和肠道微生物群让我们有机会窥视人类与微生物首次共同生活的那段时间。这项研究可以为我们提供肠道微生物群进化及其对现代人的影响的线索。

我跟着摄制组的另外两名成员在雅诺马马村落居住了两个月。在这两个月里我观察并体验他们的生活，包括他们如何获取、准备与食用食物。我看到并且食用他们的日常饮食，还体会到了他们独特的感情行为，从父亲与新生儿的深情互动，到重要庆典上传统激烈的打斗，再到他们为抵抗外村而做的战斗准备。

在最初漫长而嘈杂的接纳仪式上，村民们全员出动，碰我们的头部、脸颊、胸部和胳膊，之后我们每人都得到一张吊床，他们几乎不在乎我们对他们的生活进行拍摄——除了孩子，这些孩子对我们背包里的一切东西都充满了好奇，想去碰碰玩玩，包括我们的摄像机。这给了我们绝佳的机会去观察和拍摄他们的日常生活以及行为方式，特别是他们进食、收割食物等行为。雅诺马马人有严格的觅食劳动分工：男人去捕猎鸟类、猴子、野猪、鹿和貘（一种低体脂的野生动物），这占据了他们 60% 的时间。我们经常看到几个男人天还没亮就带着弓箭离开小屋，深夜才带着猎物回来。这些猎物通常被烤着吃，因为他们不会用植物油或动物脂肪，所以这些食物都是非油炸的。女人会把制备好的肉片挂在家里，包括猴头、蛇肉片、蛙、鸟类还有大蕉（香蕉的一种）。

我们经常见到一家人全天都在细嚼慢咽这些储存的食物，他们也经常邀请我一起享用这些食物。尽管森林里的野生动物种类繁多，但动物性食品仅仅占据了雅诺马马人食物的一小部分。此外，我们的导游告诉我们雅诺马马人从来不吃家养动物，他们把家养动物主要用于当宠物或者用来下蛋，即用于精神追求及祭祀。园艺，种植甜土豆、大蕉和烟草等则是女子的工作。我们曾跟随她们经过漫长的觅食之旅到达森林，拍摄她们采集昆虫幼虫、白蚁、蛙、蜂蜜和植物幼苗。男男女女都会从河里捕鱼。他们通过长时间的体力活动获取食物，包括在雨林中长途步行和奔跑。在这样一种湿热环境中跟上他们的脚步可不是一件易事。

雅诺马马人依靠物种繁多的雨林为生，而环境的多样性造就了他们肠道微生物的多样性。此外，他们以蔬菜水果为主食，同时也会种植一些植物用于其他用途，包括各种各样的有毒植物，他们把这些致命性毒物涂在箭头上用以捕猎或者捕鱼，还有各种植物、浆果、种子用来制作食物、药物和麻药。在准备食物的过程中，他们也会用到发酵，这为他们提供了丰富的自然微生物。我们看到过一伙人是怎样在独木舟中把香蕉做成果泥，然后这些果泥通过自然发酵成了酒精饮料，男人大量饮用这种饮料之后，行为会有很大改变。也许，雅诺马马人经过几个世纪的尝试和失败，已经知道了食物和医用植物的混合物如何发出特定的信号，从而触发我们大脑和肠道的反应。

总之，雅诺马马人的膳食富含植物性食物，偶尔摄入肉食。不像我们北美那样大量进食精加工的高脂的牛肉和猪肉，雅诺马马人的肉食都来自于野生的健康体瘦的动物。雅诺马马人长期过着一种今天的营养专家通过各种途径，如书籍、广播宣传的生活方式，而且他们的饮食——富含大量水果蔬菜，有时还有鱼和精瘦肉，并且无添加剂和防腐剂——这符合迈克尔·波伦（Michael Pollan）的著作《杂食者的两难》（*The Omnivore's Dilemma*）中那条著名的建议：饮食不宜过量，以植物性食物为主。

我并不是建议你转变成一名采集狩猎者，而且我也不赞同为了达到最佳健康的目的而复制原始的膳食习惯。原始人类生长发育不良（这种状况和他们在雨林的采集狩猎的生活方式有关），他们的预期寿命远远低于我们，而且他们在战争或伤害中的死亡率远远高于我们。但是，观察他们的生活方式可以使我们了解膳食和肠道微生物群在改善人类健康方面复杂的相互作用。

北美膳食对肠道微生物有害吗

富含植物性食物且动物性食物较少的膳食模式是否有利于我们的肠道微生物呢？现代北美膳食是否影响了人类的肠道微生物呢？直到最近几年，科学家才对这些问题做出了合理的解释。

几年前，塔尼亚·亚赛尼恩柯（Tanya Yatsunenko）、玛丽亚·格洛丽亚·多明格斯－贝罗和一些杰出的微生物学专家，在来自华盛顿大学的杰弗里·戈登（Jeffrey Gordon）教授的带领下，对以下几个人群的肠道微生物群组成进行了评估：与雅诺马马人生活在同一地区的一支亚马孙土著部落瓜希沃人；居住在南非国家马拉维的一个农耕村落的农民；以及北美城市的居民。研究者应用宏基因组学的现代手段，从排泄物样本中分离肠道微生物群，提取出 DNA，然后用自动分离技术确定全部的微生物基因。通过这一技术的应用，他们发现了南美印第安人和马拉维农民的肠道微生物群的组成基本一致，但却不同于北美城市居民。考虑到我们不同的生活环境和饮食习惯，以及这些原始人所处的不同地理生活环境，乍一看，这些发现并不足以为奇。

马拉维人和美洲印第安人基因不同，而且居住在不同的热带环境——亚马孙雨林全年气候稳定，而马拉维则是干旱的旱季雨季分明的热带草原性气候——所以怎样才能解释上述肠道微生物群的相似性呢？可能是因为在这些传统社会中，人们的膳食习惯相似，植物性食物品种繁多，偶尔吃一些自己狩猎获取的精瘦肉。

事实上，马拉维人和美洲印第安人的肠道中具有相似的微生物组成，这一特征属于坚持这样的膳食习惯的人群：多吃植物性食品，少吃动物性食品，减少厚壁菌门与拟杆菌菌属的比值，并且在拟杆菌群中，提高了普氏菌属与拟杆菌属的比值。其他研究还比较了从西非国家布基纳法索的乡村到意大利佛罗伦萨的孩子，或者从坦桑尼亚东部裂谷的哈兹达采集狩猎者到意大利博洛尼亚的年轻人的肠道微生物，这些研究均验证了上述重要的发现。

然而，这三组人群的差异性并不仅仅局限于大量的特定微生物群落。更令人担忧的是，这些发现显示典型北美膳食的人群相对于拥有原始生活方式的人群，已经失去了高达 1/3 的微生物多样性。这里就衍生了一个类似的想法：我们的肠道微生物的减少与生态系统中物种的减少是可以相类比的。1970 年来地球的生态系统的生物多样性锐减了 30%，其中大部分发生在雅诺马马人的栖息地——亚马孙雨林。不幸的是，这种全球生物多样性减少的趋势不仅局限于在亚热带雨林生活的动植物，生态学家构建了完善的数学模型来研究这一趋势对不同生态系统的影响。生物多样性锐减影响到了生活在珊瑚礁里的海洋生物，甚至影响了北美的蜜蜂和帝王蝶。我们可以用生态学家在研究生态系统的衰退时所用的视角来看待肠道微生物群的减少所带来的影响吗？正如自然系统强大的多样性赋予我们抵抗疾病的能力，宿主身体中的微生物及其代谢物的多样性和丰富性，直接关系到宿主应对传染病、抗生素、不同的营养条件、致癌化学物以及慢性压力的能力。

并不是所有的北美人都遵循典型的当地饮食模式。素食主义者与坚持原始农耕膳食的群落相似，他们的饱和脂肪和胆固醇摄入较低，而水果、蔬菜、全谷类食物、坚果、豆制品纤维和植物化学物（植物中天然存在的化学物质）的摄入较高。大量科学证据显示，富含植物性食物和少量的动物性食物（特别是脂肪）的膳食模式对人体健康有极大的好处。例如，很多研究已经证实素食主义者的肥胖症、代谢综合征、冠心病、高血压、脑卒中及癌症的风险均较低。不幸的是，很少有证据显示这样的膳食对大脑有直接的益处——也就是说，其益处可能不仅仅反映在身体健康上。

在亚塞尼恩柯的研究中，成年人体内的肠道微生物群的多样性和丰富性的差异令人印象深刻。研究人员发现，在南美印第安人和非洲国家以及北美城市居民之间的肠道微生物群差异并非取决于成年后的生活模式，而是在出生后的前三年里，这种差异就已显现，并且整个成人阶段都保持该差异。在生命早期，在接触成人食物以前，又是什么导致了肠道微生物的差异呢？

一切从何处开始

食物影响我们的肠道与大脑的健康，以及两者之间的相互作用，这种密切的关系自我们出生便产生了。尽管我们都想在成年改善自己的健康状况，但是对雅诺马马人的研究提醒我们：我们要明白食物对肠道微生物产生的一些重要影响在我们可以选择吃什么和选用哪种益生菌之前早已发生。食物对肠道微生物的影响为我们成年期肠道微生物的多样性和抵抗疾病的能力奠定了基础，但这一早期程序化过程中出现的错误会增加我们发生各种健康问题的风险，例如从肥胖症到肠易激综合征。除了婴儿的出生对孩子的肠道微生物形成过程的最初塑造作用外，婴儿从母亲那获得的食物在这个过程中也起着重要作用。康奈尔大学的微生物学家露丝·莱（Ruth Ley）及其团队研究分析了一名健康男婴从出生到两岁半期间的 60 个时间点，并发现早期膳食对于肠道微生物的重要影响。

男婴出生后的头四个半月仅通过母乳喂养。最初，莱和她的团队发现这名男婴体内含有丰富的促进乳糖类碳水化合物消化的微生物群，主要是双歧杆菌和一些乳酸杆菌，这并不为奇。但是，在他进食婴儿食品或者固体食物之前，肠道微生物（如普雷沃菌属）似乎就可以代谢植物中复杂的碳水化合物了。这意味着，婴儿在未进食任何固体食物之前，肠道微生物群已经为应对固体食物做好了准备。

男婴母亲一直哺乳喂养婴儿到 9 个月大，在此期间，逐渐向婴儿膳食中添加米糊和青豆，然后过渡为正常的成人饮食。一旦婴儿开始进食固体食物，肠道微生物群也转换成能够发酵植物性碳水化合物的微生物。

在婴儿出生后的头几个月中，生活在肠道中的微生物种类相对较少。发烧、青豆过敏、因耳部感染而进行的抗生素治疗等事件都会引起婴儿体内微生物的剧烈波动。但在这几个月里，微生物的种类也快速增加，到两岁半时肠道微生物已经稳定下来，与成年人相同。

这一研究和其他研究表明，在我们出生后的两年半到 3 年的时间里，形成了将持续一生的肠道微生物群。就好像婴儿身体在组建一支交响乐团，每一种微生物演奏一种乐器。起初演奏者尝试演奏时，一些演奏家可以加入，有些则不能，但交响乐团的许多位置仍然是空缺的。然而，到两岁半时，交响乐团已经满员，大部分工作都已确定下来，根据环境和食物供应，这个乐团能够演奏不同曲调的曲目。

饮食在塑造婴儿肠－脑对话中的重要作用

最近几年，随着我们对大脑、肠道以及微生物之间关系的研究越来越深入，我偶尔会回想起在委内瑞拉丛林中生下一名婴儿的雅诺马马族年轻人，我观察了她和新生儿之间数周的互动。我经常看到新晋妈妈和村落中的其他母亲一起寻找食物，用肩带把孩子绑在自己的胸腹部，全天哺乳。

基于我看到的和调查人员曾了解到的，这个婴儿看起来非常健康，婴儿的肠道及其肠道微生物群开始健康发育，表现出微生物的高丰度和多样性。从出生起，这个女婴不仅仅接触到微生物众多的自然环境，而且还接触到从母亲那里获得的独特的食物成分。

目前我们了解到，婴儿的食物来源，特别是母乳，使婴儿肠道初期便具有丰富且健康的微生物菌群。而母乳成分取决于母体摄入的食物。最近的研究发现，母乳的膳食成分对婴儿长大后的肥胖和代谢性疾病的发病风险有很大影响，这一风险很大程度上是由婴儿肠道微生物群早期的程序化作用决定的。尽管妈妈们都知道母乳是婴儿的最佳食物，但肠道微生物学科学发现这种对健康产生的影响是由出乎意料的机制介导的。母乳除了富含对婴儿发育必不可少的营养素之外，还富含益生元——供给特殊肠道微生物菌群生长的化合物。尤其是母乳中还有低聚糖——由 3 ～ 10 个单糖连接而成的复合碳水化合物——低聚糖可以选择性地促进有益细菌的生长，在塑造婴儿的肠道微生物群的过程中发挥不可或缺的作用。这些碳水化合物，被称为人乳低聚糖（或 HMOs），是人乳中的第三大成分，目前研究者已发现了 150 多种不同的人乳低聚糖。

　　有趣的是这些人乳低聚糖由母体产生，却不能被肠道消化。这些分子能够抵抗胃内的酸性物质，也能抵抗胰腺和小肠酶的消化，最终完整地到达小肠和结肠末端（大部分肠道微生物生活的地方）。一旦它们到达目的地，就开始滋养益生菌，特别是双歧杆菌，双歧杆菌能够将其部分分解成短链脂肪酸和其他代谢物。这些代谢物产生的环境有利于益生菌生长，但不利于潜在的病原体生长。这就有助于解释为什么非母乳喂养的婴儿和母乳奶粉混合喂养的婴儿粪便内的双歧杆菌较少。正如研究人乳组成的专家之一、加利福尼亚大学的大卫·米尔斯教授（David Mills）指出的那样：人乳低聚糖是唯一严格以滋养婴儿菌群为目标进化出的化学物质。很明显，人类的进化赋予这些分子以特定的职能——构建婴儿肠道微生物群，同时想方设法抵抗致病菌。这些分子通过保持婴儿双歧杆菌（一种有助消化的细菌）的优势菌种地位，同时在竞争有限营养供应时抑制潜在有害菌生长来达到这一目标。此外，人乳低聚糖对这些病原菌具有直接的抗微生物作用，进而减少婴儿细菌感染的风险。因此人乳低聚糖对健康婴儿体内微生物的生长发育是必不可少的，而且在婴儿体内的微生物较少（有限的微生物菌群和种属组成）或者没有做好抵御感染的准备时，为抵抗肠道感染提供暂时的保护屏障。

　　通过进化，婴儿完成了从一个近乎无菌的胎体到一个充满细菌的环境的完美转变，这一转变先是通过母体阴道独一无二的微生物环境给新生儿的无菌肠道接种微生物，进而用母乳中富含的特殊分子促进这些微生物的生长，这种分子的数量足以使发育中的婴儿形成自己独一无二的菌群组成。

　　我在雅诺马马人中生活的两个月中，发现那里的妈妈不仅仅哺乳婴儿，还哺乳幼儿。事实上，她们会哺乳整整 3 年，但在第一年过后就会向这一早期膳食中添加香蕉，这种做法和其他传统采集狩猎社会的做法一样。在此期间，不仅肠道微生物发育成型——大脑也发育成型。大脑的发育贯穿整个青春期，但是出生后头几年至关重要，哺乳真的能改变肠－微生物－脑轴进而促进主要的大脑环路和大脑系统的健康发育吗？

　　通过对哺乳婴儿的长期研究，关于上述说法得到了肯定的答案。一些纵向研究随访这些婴儿直至他们长大，并且定期测量他们的认知与智力能力。这些研究通过定期对研究对象进行的测量，动态地展现了这一特定的过程是如何发展的。更为重要的是，纵向研究可以揭示因果关系。对哺乳婴儿的纵向研究发现哺乳的时间越长，大脑体积越大，这一特点与认知功能发育相关。

　　哺乳甚至可以增强婴儿的情绪和社会性的发展。在德国莱比锡，在马普协会的人类认知和脑科学研究团队的一份近期研究中，研究员对只进行母乳喂养的 8 个月大的婴儿进行测试，通过向婴儿展示具有开心或恐惧表情的人像，来测定婴儿对人类肢体语言所表达情绪的识别能力。这一结果出人意料：接受哺乳时间较长的婴儿比哺乳时间短的婴儿对开心的表情做出了更多的反应。对面部表情或肢体语言所产生的开心或发怒等基本情绪的认知，是研究婴儿情绪和社会性发育的基本工具。

　　哺乳如何特定地改变负责学习这些技能的大脑区域呢？德国一项研究结果发现，哺乳的功能在某种程度上是通过催产素产生作用的。各种感官刺激会引起大脑中催产素的释放：轻轻触碰、哺乳婴儿，或是某种营养素引起的肠道感觉。这种激素在乳母（激素刺激乳母流出乳汁）和婴儿脑内均有释放。催产素具有增强人类之间关系的作用，这也就意味着在哺乳期间释放催产素会增强妈妈和孩子的亲密感。随访研究结果显示，长期哺乳的积极作用取决于婴儿的基因组成，因为这种积极作用仅出现在催产素的信号系统发生特定基因变异的婴儿身上。

尽管这些研究引起了人们极大的兴趣，但是对于哺乳和心理反应之间的关系，这些研究并没有对"到底哺乳的哪方面引起了大脑催产素的释放"这个问题给出明确的答案。在一篇论文中，托拜厄斯·格罗斯曼（Tobias Grossmann）和他的同事提到，哺乳绝不仅仅是喂奶那么简单。那么哺乳对与母体长期有身体接触的婴儿的积极作用是通过哺乳、吸吮刺激（刺激母体催产素释放）或是进食乳糖（刺激大脑中阿片样分子释放）起到作用的吗？或者说是像安定类氨基酸 γ- 氨基丁酸（GABA）这样的代谢物，在婴儿肠道微生物代谢人乳低聚糖过程中产生，并由此形成信号分子输送到大脑，从而告诉大脑一切正常吗？

我们在加州大学洛杉矶分校的科研团队进行了一项脑影像学研究。对定期食用益生菌酸奶的成年女性志愿者进行了研究，益生菌对一些控制情绪的大脑区域的活动有影响，这些区域就是上述格罗斯曼研究中提到的对哺乳婴儿有影响的区域。在最近的研究中，我们发现特定大脑区域的体积和肠道微生物的大致组成有关。大脑和肠道微生物群的关系在新生命刚刚诞生的时候就开始建立，这时，大脑结构和肠道微生物群组成仍处于发育时期，这种说法是否成立呢？目前，据我们所知，人乳低聚糖传送到婴儿肠道代谢系统的数量和持续时间在这一过程中起到了关键性的作用。

新的膳食真的能改变肠道微生物群吗

改变膳食模式可以从根本上改变肠道微生物群的生活环境。但是在肠道中有上万亿的微生物，其中大部分微生物能够迅速繁殖。这意味着，至少在理论上，自然选择能够发挥作用，使其达到优胜劣汰的目的。

但是这绝不是唯一的可能。现存的肠道微生物群也可以通过改变其基因表达来激活新的基本功能，并关闭不再需要的其他功能，从而适应新环境。为了探明这两种可能性孰对孰错，以及重大的膳食转变是如何改变肠道微生物组成的，一些研究团队对工业化社会中生活的人群进行了研究，研究其饮食习惯的差异是否会引起肠道微生物群及其代谢产物的改变。哈佛大学的彼得·特恩博（Peter Turnbaugh）团队把一组健康人群的正常膳食换成植物性膳食（富含谷物、豆类、水果、蔬菜）或纯动物性高脂膳食（由肉类、鸡蛋和奶酪组成）。

短期的膳食变化（正常膳食变成植物性膳食或动物性膳食）也引起了他们的肠道微生物群的改变。这种变化与早期报道过的食草类动物和食肉类动物体内微生物的差异，以及现代西方人和仍然保持原始膳食习惯的人群肠道微生物之间的差异相似。有趣的是，与植物性膳食相比，动物性高脂膳食对人类基本微生物组成以及特定菌属的构成有较大影响，这意味着动物性高脂膳食与植物性膳食相比，远远偏离了人们日常的常规饮食。研究也发现进食动物性膳食的人，会产生越来越多有耐胆汁酸的性质的微生物（胆汁酸在小肠中起到吸收脂肪的作用），而代谢植物中复合性糖类的微生物会越来越少。当曾经的素食主义者转换为动物性食物时，他们的那些史前和农业社会中高度丰富的微生物会减少，这证实了该种属对代谢植物碳水化合物的重要性。

除微生物组成的这些变化外，微生物代谢活动也反映出膳食相关的变化。正如预期的那样，与植物性膳食和基础膳食相比，动物性膳食会导致氨基酸发酵产物较多，而碳水化合物发酵的代谢物较少（尤其是短链脂肪酸）。

正如研究者指出的那样，肠道微生物群能够迅速改变其组成和功能，这也许对人类的生存至关重要，因为它能够充分利用动植物食品来适应气候和季节的变化。此外，从我们早期进化的祖先时代到如今的智人时代，肠道微生物群在人类进化中可能有一个适应值⊖。在不易得到肉类的年代，快速适应现有植物性食物的能力可以为我们提供能量和营养素。这一发现也可以解释为什么人们可以适应变化迅速的饮食疗法和流行饮食（例如，无谷蛋白饮食、阿特金斯饮食、旧石器饮食以及素食饮食），而没有出现大的不良反应，并且在情绪、情感和应激上也没有明显的变化。

鉴于我们的肠道微生物群可以迅速适应短期的膳食变化，就肠道微生物组成及其代谢产物而言，我们猜测在西方地区的人群中，选择植物性膳食（极端素食或不严格的素食）的人群和杂食者将会有很大差异。奇怪的是，在宾夕法尼亚大学的盖里·吴（Gary Wu）及其团队的研究中，这一猜测并没有得到证实。研究人员对至少保持六个月以上的杂食者和素食者的肠道微生物群及其代谢产物进行了详细分析。与早期关于世界各地人群的研究结果相反，他们发现在西方人群中杂食者和素食者的肠道微生物群仅有细微的差别。然而，当检测两组研究对象的血液和尿液时，确实观察到两组中的肠道微生物代谢物的差异，而这大体上反映的就是素食者摄入的蛋白质和脂肪较少，碳水化合物摄入量较高的差异。正如我们所预测的，两组的代谢谱差异可以用素食者肠道微生物群的植物性复合糖类分子代谢增多，而杂食者体内动物性氨基酸和脂类会增多来解释。

总之，膳食变化改变了研究对象体内微生物代谢产物的变化，而没有显著改变产生这些代谢物的微生物的组成。研究者推测如果膳食是曾经在世界上不同地区不同人群中肠道微生物群差异的原因，那么

⊖ 适应值是指某一基因型个体与其他基因型个体相比时，能够存活并留下后代的能力。

这种与膳食相关的差异性可能需要几代人才能进化出来，或者要求在非常早的生命早期改变饮食，才能对肠道微生物群产生持久的影响。

现在我们知道在生命早期有多种机制影响肠道微生物群，包括妊娠期和哺乳期的母体膳食、暴露于环境中的微生物，以及压力导致的肠－脑信号，这种信号对母体和婴儿肠道微生物群均有影响。地理位置的差异也会导致微生物组成的差异，这主要是因为有些人生活在物资丰富的环境，有些人则生活在与世隔绝的环境，相比之下，居住在大都市地区的美国居民，他们可以直接从超市或餐厅获取食物而避免直接接触自然环境。

尽管我们的肠道微生物群有一定的适应性，但乡下农民和采集狩猎者体内的微生物却拥有我们体内微生物已经丧失的能力。即使我们决定开始像采集狩猎者或传统的乡下农民一样饮食，我们的肠道也不能像他们的一样具备同样的消化植物性食物的功能或生成同样多的有益代谢物。这种所谓的"开放性"微生物可产生大量短链脂肪酸——富含能量的有益分子，这些分子可以抵抗大肠癌和肠道炎症，而且很可能在肠－脑联系中扮演重要的角色。

相比之下，生活在工业化社会的人们有着"限制性"的肠道微生物组成，也就是说，即使你吃了很多水果、蔬菜和其他植物性食物，也不能有效地将复杂的植物性碳水化合物发酵成短链脂肪酸。这种限制性到底是如何发生的呢？

吴认为，这可能是由于某种微生物缺乏引起的，例如布氏瘤胃球菌属，这种微生物的活动对于降解这些难以分解的食物起到至关重要的作用。在肠道微生物群的生态系统中，不同的微生物群落可产生相同的代谢物，这些代谢物彼此之间可以相互消耗和转化。另一方面，肠道微生物的其他种属具有更多特殊的生理作用，似乎在降解小肠内未被消化的淀粉颗粒过程中起到重要的作用。这种所谓的抗性淀粉在大量的植物性食物中存在，包括香蕉、土豆、种子、豆类以及未加工的全谷类。在大多数人中，抗性淀粉在结肠被分解为短链脂肪酸，但也有些人的肠道微生物群并不具备这样的能力。

事实证明，布氏瘤胃球菌属通常会启动抗性淀粉的分解，其部分消化的底物可由其他细菌进行分解，然后利用不同的酶进一步分解成各种糖。像布氏瘤胃球菌属这样的微生物在生态学上被称为"关键物种"，因为它们进行的活动对生态系统良好运行至关重要。例如狼，它就是黄石国家公园的"关键物种"。在公园中，狼控制着麋鹿种群，防止因过度放牧导致麋鹿过剩，从而保持了生态系统的平衡。狼群的消失对众多低级生物有广泛影响，而且最终会影响整个生态系统的功能。在肠道微生物群中，如果像布氏瘤胃球菌属这样的关键物种减少或缺失，则其他所有微生物的执行功能都会受到影响（例如代谢复合碳水化合物）。相比之下，如果任一下级物种缺失，它们的执行功能很容易被其他下级物种接替。

这一切意味着当你出生在西部城市，西部地区的微生物与生俱来。即使你如今变成素食者，肠道微生物群仍然是典型杂食者的肠道微生物组成，而且即使今后膳食习惯变成原始人那样，肠道微生物群却不会变成像采集狩猎者的肠道微生物群一样。然而，微生物代谢物组成模式却取决于你摄入的饮食。

也就是说，即使你和邻居摄入的膳食极其相似，而你们体内的肠道微生物群组成却不一定相同。即使微生物表达的基因和生成的代谢物极其相似，同胞之间也仅仅只有小部分的菌属和菌株相同。来自圣地亚哥加利福尼亚大学的罗伯·奈特（Rob Knight），其出色的研究能力使现代肠道微生物研究更进一步。他说，肠道微生物像是一个大规模的生态系统，在这一生态系统中，不同微生物组群可能发挥相同的功能。虽然两片草原可能看似相同，特别是与两片森林相比而言，这两片草原就更相似了，但是生活在这两片草原中的成千上万的植物和动物种类可能有很大差异，这些不同的植物和动物却创造了相似的环境。

如果你是一位音乐爱好者，可能会从另一角度看待肠道微生物群及其功能之间的关系。也许你有自己最喜欢的乐团，像是洛杉矶或柏林爱乐乐团这种你已经听过许多次的乐团。在每一场音乐会中，乐团中大部分的音乐家都是一样的，然而音乐家演奏的乐章，不论是贝多芬、马勒还是莫扎特的作品，因音乐家做出的改编不同而完全不同。所以，回到健康问题上，微生物群菌属类别远不如它们的功能重要，正如对于你享受的音乐而言，每位音乐家远不如他们所演奏的音乐重要。

膳食如何改变肠－脑对话

正如吴的研究所示：我们的肠道微生物群可以通过改变生活中食物摄入及其产生的代谢物来适应食物来源发生的巨大变化。这恰恰是肠道进化智慧的元素之一。我们已经讨论过这种智慧元素如何被编码进肠－微生物－脑轴中，以及它不仅能为我们提供功能完善的消化系统，而且能提供不断发展并可以预测未来的肠道直觉，以及可以调整危险警觉性的本能。更为重要的是，尽管我们的肠道微生物群及其与大脑之间的联系在生命早期就被决定了，但在整个生命中仍然具有灵活性和适应性。

在这本书中，我将肠－微生物－脑轴比作超级计算机——一台可以完全适应不断变化的内、外环境的机器，而且和我们的免疫系统、新陈代谢、神经系统，以及体内的其他系统均存在复杂的联系。肠－微生物－脑轴的适应性体现在：人类能够成功地从与自然环境密切相关的史前生活方式转变为身居大都市生活方式——可以食用并消化来自世界各地的食物。我们的肠道微生物群甚至能够代谢我们之前从未吃过的食物与物质，包括许多现代的药物、农药以及某些化学物。

正是由于这种多功能性，我们才有充分的理由假设肠道微生物群会因膳食的不同而有所不同。那是因为复杂的植物性碳水化合物（例如抗性淀粉）分解所产生的代谢物与氨基酸、脂肪截然不同——而它们主要是肉类、乳类、蛋类以及奶酪的组成成分。例如，碳水化合物的代谢物较少，主要由短链脂肪酸组成，而蛋白质消化会分解为20种不同结构的分子，即氨基酸，然后结肠内的微生物会将这些氨基酸发酵成更多的代谢物，这些代谢物可与我们的神经系统发生相互作用。

大多数不可消化的植物性碳水化合物在结肠内被微生物代谢分解成短链脂肪酸，例如丁酸盐和醋酸盐，以及二氧化碳、甲烷和硫化氢（卫生间的臭味）。丁酸盐是植物性膳食促进肠－脑轴健康的很好的例子。它不仅在为结肠细胞提供营养方面起到重要作用，而且对肠神经系统也有许多促进健康的作用。而且这种短链脂肪酸在肠道与大脑之间的交流以及在保护大脑免受高脂膳食或人工甜味剂导致的低度慢性炎症反应中起到关键作用。

膳食改变可能会给大脑带来许多潜在的影响，据估计人类肠道微生物可产生大约50万种不同的代谢物，统称为代谢组。很多代谢物具有神经活性，这意味着它们可以影响神经系统。一些单细胞微生物可以产生高达50种不同的代谢物，包括激素、神经递质及其他可与神经系统直接交流的分子。同时，这些代谢物可有多达4万种变化，这些变化是它与其他代谢物结合的结果。这些代谢物大约由700万个基因产生，远远超过人类基因组中的两万个基因。

我们吃的食物种类繁多，尤其是植物性食物，而且我们肠道中存在大量复杂的微生物细胞。据估计，我们体内40%的循环代谢产物不是由体内的组织和细胞产生的，而是由肠道微生物群产生的。事实上，很明显，肠道微生物群在非常复杂的信息系统中起着关键的作用，可以影响身体中的每个细胞，包括大脑中的细胞。尽管想要知晓这些微生物代谢产物自身，或更有可能与其他代谢物结合所带来的所有复杂效应还需要很长时间的研究，但在我看来，这些影响意义重大，它们使我们对膳食在生长发育以及在大脑和肠－脑轴疾病的治疗中所起作用有了新的认识。换而言之，"肠道微生物"这个乐队已经配备了经验丰富的音乐家，而且在生命的早期就已经做好了表演的准备。你选择的食物不仅决定它演奏的曲调，而且还影响着曲调的质量。而你，则是这场交响乐的指挥。

第 9 章

CHAPTER 9

席卷而来的北美膳食模式：无法预见的演变

这是平常的一天。早晨，你睡过头了，没吃早饭便匆匆冲出去上班，路上遇到交通堵塞，于是上班迟到了 30 分钟，还错过了一项重要会议的开始部分。为了弥补迟到，你在办公桌前额外多工作了一小时，也因此，在你女儿结束足球训练后，你没能接她回家，这件事情引起了妻子和女儿对你的不满。忙乱的一天终于要结束了，你离开办公室的时候已经是晚上六点了，开车回家的路上停在加油站，去给几乎见底的油箱加油。加油时，你在车里狼吞虎咽地吃了一袋薯条和一根棒棒糖。直到你把车开进车道，你的心情才有点好转。

许多人都有过类似的情况。有一天，我们会感到极其压抑和焦虑，于是我们吃了很多食物，例如甜甜圈、百吉饼、松饼、糖果，这样可以让我们心情好一点儿。我们的情绪状态与脂肪、糖的摄入密切相关，然而多数人对吃的食物却没有太多的关注。事实上，美国膳食模式中超过 35% 的热量来自脂肪，其中大部分是来自动物性食物。尽管在几个北欧国家，甚至地中海国家（如希腊）的标准饮食模式中，有着相近的总脂肪摄入量，但在动物脂肪摄入量方面，北美饮食尤其突出，其动物脂肪摄入的百分比明显要高于地中海饮食模式。众所周知，过量动物脂肪与糖的摄入是造成美国肥胖流行的重要因素。但是鲜为人知的是，高动物脂肪的饮食也会引起食物的过量摄入，甚至引起食物成瘾——而我们的肠道微生物可能在这个关系中发挥了重要的作用。另一方面，最近的流行病学证据显示，低动物脂肪饮食，如地中海饮食，不仅对腰围、新陈代谢以及心血管健康可以产生积极影响，这些饮食还可降低某些癌症和严重的脑疾病的发病风险，如抑郁症、阿尔茨海默病和帕金森病等。

　　动物和人类的研究已经证明，动物脂肪的过量摄入和疾病（包括脑部疾病）发病之间存在重要的联系，这种联系是一种慢性低度炎症状态。起始于肠道中的炎症可以扩散到整个身体，到达大脑的关键区域（包括大脑控制食欲的区域）。我们的肠道微生物在这个过程中发挥着关键的作用。以这种方式，现代的北美饮食模式——高动物脂肪、低脂植物食品以及富含人造化学物质和防腐剂的膳食——会重新编码我们的肠－微生物－脑轴，并且使其向糟糕的方向发展。伴随着农业和食品加工方法中令人不安的变化，我们饮食的转变成了人类生理上的分水岭——这是一个极其危险的时期。

我们大胆的新膳食模式

　　我们已经讨论过在我们进化的整个过程中，根据现有的食物，人类如何轻松地在高动物蛋白的饮食与富含植物蛋白的饮食之间做出选择。为此，我们感谢肠道微生物，它们有大量的基因以及检测我们食物中的物质并将其转化为有益的代谢产物的复杂能力，从而调整机体的新陈代谢和食物摄入量，以适应我们不断变化的饮食。但是，正如我们在雅诺马马人或哈兹达部落的饮食习惯中所看到的，我们的祖先是从这样一个环境中进化而来的，这个环境中不仅食物供应有限且难以获得，而且几乎没有高脂肪和精制糖。换句话说，进化过程从未预料到今天的标准美国饮食。其实，我们的肠－微生物－脑轴并没有准备好迎接现在的这种饮食。

如果将你的消化系统看作一台可以燃烧任何类型可燃物以产生能量的涡轮发动机，自然地，你可以消化和代谢任何你吃的食物。事实上，这个"发动机"的比喻对食品工业来说是至关重要的。数以百万计的消费者愿意购买任何标为"食物"的东西，只要它能被包装成人们喜爱的形状、口感和味道。但是，如果我们认为肠－微生物－脑轴是一个能进行信息处理的超级计算机，可以不断尝试调整我们的行为和身体来适应我们内部和外部世界的持续变化，那么我们就可以理解今天所发生的事情了。

近几十年来，各大公司在利润的驱动下生产、加工、廉价销售高成瘾性食品的方面所做的调整彻底改变了我们的饮食。这反过来直接影响了我们的大脑、肠道和微生物群之间的相互作用。奇怪的是，这不仅发生在我们自己的身体，而且也发生在我们的家畜（和我们的宠物）的身上。

我们知道，我们的肠道微生物在动植物膳食之间的迅速转换上没有问题。事实上，杂食动物的饮食（我们的史前祖先实践这种饮食已有几十万年的历史）可能是我们默认的饮食，当动物性食品数量有限时，素食是一个后备的解决方案。但今天的动物产品从根本上不同于我们祖先所吃的，也不同于仅存的生活在与世隔绝的史前社会的人类所吃的。这些原始人所吃的肉来自许多不同的动物——包括野生动物、鸟类、鱼和昆虫——它们比较瘦，脂肪含量显著低于今天的商业肉制品。这些动物在自由和不受约束的自然环境中以各种各样的植物和其他生物为食。它们拥有一个完整且高度多样化的肠道微生物系统，这使得它们可以保持健康和抵御疾病。

很明显，增加动物蛋白摄入具有重要的意义。在人类的进化过程中，它在提升我们大脑容量方面发挥了重要的作用，而且在过去的一个世纪中，它还帮助我们提升了平均身高。

但是，与我们祖先摄入的蛋白质来源相比，我们的家畜生活在畜栏中，吃的是消化系统不能消化的饲料（如玉米），其主要目的是让它们尽可能地增肥。它们摄取抗生素和其他化学物质，减少了肠道微生物多样性，这使得它们更容易受到严重的肠道感染。由于所有这些原因，动物性食物的肉、蛋、奶，以及如今的加工性食品中这些产品的衍生物（通常不再被视为食物），与五十年前截然不同，它们已经从根本上改变了我们的饮食。不幸的是，进化还没有足够的时间制订出应对这些变化的防御措施，因此，我们勇敢尝试的新食品使我们的身体对这种变化措手不及，甚至无法适应。直到最近，人们才意识到这些危险，并且开始采取行动。

高动物脂肪的饮食如何伤害你的大脑

为什么我们现代的饮食（主要是通过今天的食品行业提供给人的饮食）会伤害我们的身体和大脑呢？

多年来，科学家们已经把超重、肥胖与慢性疾病联系起来。根据目前发展的理论，我们身体的脂肪细胞，特别是储存在我们腹部的脂肪（所谓的内脏脂肪），是炎症分子的首要来源，它们分泌细胞炎症因子或脂肪因子，通过血液循环到达到心脏、肝脏和大脑。这些炎症分子被认为是慢性炎症的主要原因，这种慢性炎症也被称为"代谢内毒素血症"，这还会进一步增加心血管疾病和癌症的风险。大脑疾病（如抑郁症、阿尔茨海默病和帕金森病）很少与这些外周的代谢过程联系起来。

　　根据这一理论，只要你的体重是在正常的范围并且你的腰围没有增加，你可以继续沉溺于含培根、汉堡包、热狗和高脂肪的玉米片的早餐，并且对你的机体健康没有任何不良影响。

　　但现在很清楚的是，仅仅是单一的高脂肪膳食就可以使你的肠道免疫系统处于慢性炎症状态，经常食用高动物脂肪的饮食在一个人肥胖之前就会引发持续慢性炎症。偶尔一次肠道免疫系统的改变，例如，你在晚餐后吞下一块美味的芝士蛋糕或者巧克力圣代，不大会对你的大脑产生任何不良作用。然而，当你经常食用富含动物性脂肪的食物时，问题就会变得严重起来。

　　今天，我们爱吃的食物中隐含着大量的脂肪，虽然我们渴望和享受进食这些美味的食物，但它们却秘密地操纵着我们的肠道微生物群、它们的代谢物，还有我们的饮食行为。为了了解这一切是如何发生的，我们必须简要回顾一下肠－脑轴是如何调节食物摄入的。

　　当你吃饱时，大脑会告诉你停止进食，当你饥饿或胃排空时，大脑会促使你进食，大脑所接受的可以刺激或抑制食欲的激素（前者称为饥饿激素，后者称为饱腹激素）会激活或关闭你的食欲。这些肠道激素作用于下丘脑区域，这里是我们饮食行为的主要调节器。当该系统正常工作时，下丘脑可以根据你的体力活动水平、温度和其他影响你的新陈代谢的因素精确计算身体任何一天所需的能量。下丘脑是大脑内连接最广泛的枢纽区域之一，通过收集大量重要信息并影响大脑其他区域。这其中很大一部分信息来自于肠道，它们以各种肠道激素和迷走神经信号的形式发送给大脑相关区域。

　　当你饿了，散布于胃内细胞中的肠内分泌细胞会释放激素，称为食欲刺激激素，也被称为饥饿激素，会通过血液流动到大脑或刺激肠内迷走神经直接传递信号给大脑。另外，当你吃饱的时候，小肠分泌细胞会释放不同种类的食欲抑制激素（包括胆囊收缩素和胰升糖素肽），这些激素会关闭系统进而抑制食欲。

对大多数人来讲，这个系统的工作效果非常好。尽管食物摄入量和身体活动波动剧烈，但是它仍使我们的体重维持在一个长期稳定的水平上。它让我们度过长时间的干旱和饥荒，并从古代常见的史前饮食到现代饮食的转变中存活下来。然而，对于很多美国人来说，这个系统现在已经发生改变了，过去 50 年中食欲调节的变化在我们当前的肥胖等流行病中发挥着重要的作用。

究竟发生了什么使得你的食欲控制系统不再正常工作了呢？

在过去的几年中，研究人员一直在努力寻找答案。现在我们从动物实验中得知：经常食用高脂肪饮食可以麻痹肠道和大脑层面的饱腹反应，减弱其反馈给你的"自己已经吃饱"信号的能力。有确凿的证据显示，高脂肪饮食可以在肠道和大脑这两个位置引起轻度的炎症。在肠道内，炎症通过迷走神经传感器减弱饱腹信号的敏感性，而这种信号的作用通常是告诉你的下丘脑，你已经吃饱了。在下丘脑中，炎症减弱了对来自肠道的饱腹感信号的敏感性。但是饮食最初是如何导致炎症的呢？最新的科学研究显示，你的肠道微生物群在其中扮演着重要的角色。

肠道微生物如何调节食欲

当你摄取高脂肪膳食时，全身血液中的炎症分子水平都会增加，包括细胞炎症因子和一种称为脂多糖（LPS）的物质，脂多糖是被称为革兰阴性菌的特定肠道微生物细胞壁的一部分。革兰阴性菌包括许多细菌病原体，如大肠杆菌和沙门氏菌，还有很多生活在我们肠道里的主要微生物群，包括壁厚菌门和变形菌门，当我们食用过多的动物脂肪时，它们的数量会增加。当肠道微生物靠近肠道内的细胞时，这些细胞识别微生物表面的脂多糖，并且通过受体与其结合。脂多糖会刺激这些细胞产生其他炎症分子（细胞炎症因子），使肠道的通透性增加并且激活肠道内的免疫细胞。

在正常情况下，正如本书第 6 章中所讨论的，一些屏障会阻止脂多糖和其他微生物炎症信号启动这一系列事件的发生。当脂多糖水平增高时（就像进食高动物脂肪饮食后的情况一样），这些分子开始突破障碍并激活肠道的免疫系统产生细胞炎症因子，继而到达我们身体内较远的区域，包括大脑。一旦这些分子到达大脑，它们便进入免疫系统，神经胶质细胞自身开始产生炎症分子，作用于附近的神经细胞。在下丘脑中，这种炎症变化使这个食欲调节中心对来自肠道和人体的饱腹感的信号的应对能力减弱。

其他几个证据进一步说明，当高脂饮食导致全身炎症时，肠道微生物发挥着核心作用。几年前，佐治亚州立大学的微生物学家安德鲁·葛维兹（Andrew Gewirtz）在基因水平上敲除了参与自身免疫反应的不同类型的 Toll 样受体。缺乏这种受体的动物会变胖并且产生代谢综合征的所有特征，即产生一系列的胰岛素抵抗、血糖水平升高和甘油三酯含量升高的现象。动物的体重增加与它们贪婪的胃口有关，意味着它们的饱腹感机制发生了损伤。

随后研究人员发现一些特别有趣的事情。这些肥胖的转基因小鼠的肠道微生物与正常小鼠有所不同，葛维兹的团队将它们的粪便移植到无菌瘦小鼠中，这些瘦小鼠出现了与供体鼠（肥胖转基因鼠）一样的代谢紊乱。最重要的是，它们出现了无节制进食的现象，并且变得很胖。动物体内肠道微生物群和与肠道固有的免疫系统相互作用的改变导致了代谢性毒血症（即前面讨论的低度系统性炎症），这似乎是合理的。一旦这些炎症信号到达下丘脑，食欲控制机制便会失去平衡。

　　高脂肪饮食不仅能够改变下丘脑的内在运作机制，进而改变你的食欲，还可能会改变肠道壁上与食欲相关的关键传感器，进而损害食欲的调节机制。加州大学戴维斯分校的神经学家海伦·雷保德（Helen Raybould）的研究组提出了一个问题，即高脂肪饮食的变化是否可以改变肠道内迷走神经的感觉神经末梢对促进食欲和抑制食欲的肠道信号的相对敏感度，以及这些变化是否与抑制食物的摄取有关？他们先前的研究发现，肠道内有脂肪时，肠道细胞释放的饱腹激素胆囊收缩素可以使这些神经末梢的感应模式从"饥饿模式"切换到"饱腹模式"。研究者发现用高脂肪饮食喂饲小鼠 8 周后会使它们进食量过多以及体重增加。这种过度饮食与胃肠道迷走神经传感器上接受食物刺激信号的受体数量的增加以及瘦素（降低食欲）抗性的增加有关。

慰藉食物的诱惑

　　如果慢性炎症可以损害我们的食欲机制，并对我们的大脑及肠道造成负面影响，那为什么当我们面对压力的时候，我们想要吃不健康的和富含脂肪食物呢？当我们堵车或者是临近截止日期而感到压力时，我们为什么不吃胡萝卜和苹果呢？

　　在动物和健康人类受试者中进行的一些少量的研究证明了脂肪和含糖食物在减压方面的可能机制。例如，几个实验室已经都发现，长期处于压力状态下的小鼠如果食用了高脂肪或者含糖饮料，会比没有食用这类"慰藉食物"的小鼠显示的压力更小。同样地，当曾经历了早期生活逆境（出生后母子分离的压力）的成年老鼠吃了非常美味的高脂肪饮食，这种饮食模式甚至逆转了压力反应系统的上调并减少了它们的焦虑和抑郁行为。受这些小鼠研究结果的启发，一些研究人员研究了当人类受试者处于压力状态或者是消极情绪时，食用美味食物能否有类似的积极效应。

珍妮特·富山（Janet Tomiyama）和她在美国加州大学洛杉矶分校的心理学团队研究了健康受试者对急性实验压力源的应激反应是否与曾经在面对压力时食用大量的慰藉食物有关，以及其与肥胖程度的关系。他们的假设基于这样一个事实，即动物通过反复进食非常美味的食品在腹部区域发生脂肪堆积，进而抑制长期处于压力状态下的动物应激反应系统。为了验证这一理论，他们让59位健康女性处于高压力的状态下，测量受试者血液中压力应激皮质醇激素的水平，并同时描述她们在实验中的主观压力感受情况。结果显示，研究人员的假设与动物研究文献相一致，压力评级最低和皮质醇反应最低的女性最有可能有进食与压力有关的慰藉食物的习惯，其肥胖程度也最高。纵然对这些发现还有其他可能的解释，但他们认为，当有压力时，经常吃慰藉食物的女性会抑制对压力的生理反应。不幸的是，这种食物引起的压力降低是以体重增加和我们身体和大脑的其他形式的损害为代价的。

比利时鲁汶大学精神科医生卢卡斯·范·奥登霍夫（Lukas Van Oudenhove）在健康志愿者中使用功能磁共振成像技术研究了受试者的主观报告和脑反应，以评估脂肪摄入对各种主观参数的影响，包括个人情绪评分以及特定情绪脑区的反应。让受试者听30分钟悲伤或中性的古典音乐，同时向他们展示表现悲伤或平静情绪的脸部图像，诱发受试者的悲伤或平静的感受，然后通过小型塑料进食管将脂肪直接注入实验组受试者的胃，而在其他受试者输注水作为对照。消极刺激下的情绪评估和情绪大脑区域的激活清楚地表明了悲伤感受和脑反应的增加。当将脂肪酸注射到受试者胃中时，悲伤的主观感受和相关的情绪大脑的反应减少了——支持高脂肪摄入具有情绪安慰作用的理论。

我们已经了解肠道中的肠内分泌细胞和迷走神经会对小肠中的脂肪做出回应。基于这些相互作用，我们可以推测脂肪酸会通过刺激来自肠道的信号分子的释放来改善受试者的情绪，这些信号分子会通过血液循环或促进迷走神经产生更强烈的信号达到脑的情感区域。

不幸的是，不健康的饮食习惯对我们大脑和行为的不良影响不限于食欲控制和对压力的反应。最近的科学证据把这些习惯与大脑功能改变造成的更严重后果联系了起来。

食物成瘾：高脂肪膳食对食欲的影响

"成瘾行为"一词一般用于毒品和酒精以及强迫性性行为方面，而最近这个词被应用于一般食物以及对特定食物的摄入，比如糖。现在我们知道，对于某些有易感性的个体，食物可能引起类似于反复使用兴奋剂产生的精神药理学和行为方面的反应。

你摄入的食物量是由大脑 3 个密切相关的系统控制的：除了受下丘脑的食欲调节系统控制外，还有两个发挥重要作用的大脑系统，即多巴胺奖励系统和执行控制系统。执行控制系统位于大脑前额叶皮层，在需要的情况下可以自动优先于所有其他控制系统行使其功能。采猎者的食物供应有限，对高能量食物极其需要，对食物的渴望是身体对食物的持续需求所驱动的（主观感受就是肠道饥饿的感觉）。这个基本热量需求评估系统受到奖励系统的辅助，为寻找食物提供动力和动机。分泌多巴胺的神经构成了大部分的大脑奖励网络，如果我们进行某种特定的行为，它们可以给我们一个重大的奖励。这些神经在调节获得奖励所必需的行为的动机和持续性方面扮演了重要的角色，是寻找食物的动力和动机。

这样大脑的奖励系统与涉及食欲调节的网络有着密切的联系就不

足为奇了。例如，许多肠道激素和信号分子会影响多巴胺奖励通路的活性：几种食欲增强信号会增加分泌多巴胺细胞的活性，而某些食欲抑制信号会降低多巴胺的释放。此外，奖励系统的关键区域的神经细胞会参与食欲调节的过程（如伏隔核，它是多种肠道激素的专门受体）。这些肠道激素包括抑制食欲的激素，如瘦素、神经肽YY、胰高血糖素样肽，它们都会降低奖励系统的敏感性；而食欲促进激素，如胰岛素和生长素释放肽，会增加奖励系统的敏感性。

　　数百万年的进化已经优化了奖励和食欲两者之间复杂的相互关系，这曾经是一个难以获得食物供应的世界，而且这就是曾经存在于这个星球上大部分人类生存的状况。然而，目前在我们大多数人居住的世界里，与食物摄入有关的大脑结构失去了很大一部分对目前情况的适应能力。在现代工业化社会中，由于容易获得的美味食物以及体力活动水平的显著降低，奖励系统轻而易举就可以使计算日常摄入热量的控制系统不堪重负，并且通常我们必须通过竭力控制自己来避免暴饮暴食以及体重的增长。现在想象一个场景，在该场景中，其中一个控制系统已关闭，并且只有一个能力有限的主动控制机制进行弥补。这正是我前面描述的情况——它解释了长期高脂肪摄入如何损坏下丘脑对来自肠道饱腹感的信号做出反应的能力。绝对不是每个人都有能对薯条或甜点说"不"的自我控制能力！

　　我们食欲控制机制的重塑所引起的行为之一就是食物成瘾。这一术语是由国家药物滥用研究所的主任诺拉·沃尔科夫（Nora Volkow）提出的，药物滥用和长期暴饮暴食的大脑机制在神经生物学上有惊人的相似，她正是基于此而提出这个概念的。根据问卷调查，据估计至少有20%的肥胖者有食物成瘾。某些食物，特别是富含脂肪和糖的高热量食物，已被证明可以引起动物和人类的饮食成瘾。我们在加州大学洛杉矶分校的工作已经确定了超重和肥胖受试者（其他方面是健康的人）的大脑奖励系统的关键区域在结构和功能上的改变。这些机制在大脑里不仅促进过度摄食，还会产生后天食物刺激和奖励信号之间的联系，即条件反射。这些条件反射就是我们客厅内充斥着非常美味且富含脂肪食物的电视广告图像的最重要原因。在大多数人中，这些图像会刺激大脑的奖励系统，这个系统已经在整个进化过程中被程序化，以寻找具有高热量密度的食物，特别是脂肪和精制糖。这种反应本身就是广告商的理想结果，因为它为产品灌输了令人满意的条件反射。然而，在患有食物成瘾的个体中（以及那些正常的食欲控制系统已经被低度炎症状态所影响的个体中），看到这些图像后，便会想去厨房或拿起电话订购这类食物。

食物不足的时候，动物不得不竭尽所能抓住每一个获得食物的机会，因此美味的食物可以刺激过度摄食——并形成强烈的记忆，以增强我们对这种食物的渴求——这是一项重大的进化优势。除此之外，当发现高能量食物时，这种现象有助于确保我们可以大量摄入食物，并记住以后到哪里可以发现这些食物。然而，我们现在处于一个食物丰富且容易获取的环境中，这种"食物丰富且易得"的特点在今天世界上很多地方已经转变成为一个危险因素。在现代社会中，美味的食物，就像滥用的毒品，它们是强大的环境诱因，可以促进或加剧有易感性的个体发生不受控制的饮食行为。

正如前面论述的，有充分的证据显示，可能是由于下丘脑的代谢控制系统失活和代谢性毒血症引起了不可控的寻求慰藉食品的行为。但是最近也有证据发现，在食物成瘾的个体中，奖励系统无限制的活动可能会进一步损伤肠道功能。在对患有酒精上瘾的个体的一项近期研究中发现，戒酒期间对酒精的渴望程度与个体的肠道通透性（肠道的细胞间隙）和肠道微生物群的变化呈正相关。考虑到上瘾期间大脑的强烈应激反应与众所周知的压力对肠道通透性的影响，可想而知，肠道通透性的效应与成瘾（和相关压力）导致的肠道泄露，以及肠道微生物的组成和代谢功能的变化有关。

　　肠道微生物可能影响我们的奖励系统，并在食物成瘾中发挥主要的作用，该观点导致了有关我们自身和肠道微生物之间关系的许多推测，甚至自由意志概念的质疑。新墨西哥大学的教授乔·阿尔科克（Joe Alcock）在近期的一篇发人深省的综述中提出，肠道微生物可能在受到强烈的选择性压力时操纵人类的饮食行为，以促进菌群自身的健康，甚至有时以牺牲我们的健康为代价。很自然，这种假设并不像最初看上去那么牵强了，我们只需要回忆一下微生物可以用哪些复杂的方式操纵动物的行为就知道了，如刚地弓形虫。阿尔科克和他的同事提出，肠道微生物通过两个潜在的相互作用的策略来操纵动物的行为。一方面，通过劫持我们的多巴胺驱动的奖励系统，它们可能会产生对特定食物的渴望，这些食物是肠道微生物所偏爱，并能够使它们比竞争性微生物更有优势的食物。拟杆菌门菌和厚壁菌门类群之间，以及拟杆菌属和普氏沃菌属之间的竞争关系就是很好的例子。其次，它们可能会使我们产生负面情绪——例如，它们可能会让我们感到沮丧——直到我们吃到有益于这些肠道微生物的某些食物时这种负面情绪才能消失。

　　对所谓的慰藉食品的本能需求和食物成瘾的概念都是这些行为很好的例证，这些行为可能被某种肠道微生物群潜在地操控着，为它们提供喜欢的食物。这些概念目前属于思辨科学的领域，也就是说，这些猜测是基于不完整的科学证据的，这些有趣的假设需要在未来加以论证。

　　如果你还不够担心你的饮食——其实还有更多值得担心的东西。脂肪远远不是北美饮食对肠－微生物－脑轴潜在的唯一威胁。正如我们即将知道的，肠道微生物在这个威胁中也起到了重要的作用。

工业化的农业如何影响你的肠道与大脑

我在巴伐利亚的阿尔卑斯山脉长大，每一个夏天的周末都是这样过去的——有一段时间，我和爸爸爬到当地的一座山上，经常观察牛在开满野花的高山草地上玩耍。然而，在那时候，我不太关注这些，没有意识到我竟然会把曾经的这些童年的画面与重要的科学问题联系到一起。农民在小山上的食堂中直接出售那些从快乐和健康的动物身上采集的未经高温消毒的牛奶。我们家吃的所有的乳制品都来自山上的动物，我们都知道它们的每一种产品都是自然、健康和美味的。

位于巴伐利亚州最高的山脉——楚格峰下，有一个田园诗般的叫作加米施的度假胜地，在那里参加胃肠病学研讨会的演讲使我有另一个机会看到农场动物和环境之间的和谐关系。而那次，我则是以截然不同的视角来看待这些景象的。为了演讲，我乘火车到达山顶，我看到这些动物在原始的草地上静静地吃草，周围是闪耀着秋天颜色的树木。我忍不住把这些自然、和谐的画面与我曾经在加州北部见过的现代牛饲养场上荒凉的情形进行比较。这些画面揭穿了关于牛奶来自于"快乐奶牛"的商业广告的谎言。在马丁·布莱泽的书《消失的微生物》中提供了有关现代牛饲养场较为准确的图景：

> 牛在狭小的空间中一字排开，它们的头埋在玉米填满的容器里吃饲料。从那里发出阵阵的浓烈刺鼻的牛粪味。牛被散养在大型饲养场，它们在磨得光秃秃的地上一直在吃，旁边到处都是粪便。

事实上，对于今天大多数农场动物的生活而言，它们已经完全脱离了自然环境和草这类食物的供应。用玉米喂养动物使其增肥，但该食物来源并不适合牛的消化系统，于是导致消化系统的疾病，这导致了慢性低度炎症，常常需要持续使用抗生素治疗急性胃肠道感染。

从不健康的饮食与慢性应激对肠道微生物、肠道免疫系统以及肠道通透性的影响看来，来自于患慢性疾病动物的食物产品对我们的肠道微生物群以及我们的健康很可能是不利的，我们无法回避这些猜测。所以当你下次在超市买牛奶、鸡蛋、牛排或猪排时，要注意它们的脑－肠－微生物轴可能已经被恶劣的饲养环境、不利的生活条件带来的慢性压力以及非天然的饮食（不适合它们的消化系统）和药物所改变，所有的这些都会给我们的肠－微生物－脑相互作用的最佳功能和健康带来未知的风险。

可悲的是，蔬菜、水果和其他植物性食物的情况也好不到哪里去。动物和植物性食品相同的问题是，农业企业对农场动物、植物和微生物生态进行了大规模的干预。玉米、大豆和小麦的工业化农场严重依赖于化肥和杀虫剂，通过非天然途径维持农作物生长，使这些植物在竞争的植物物种（杂草）中占主导地位并防御害虫。杀虫剂在过去十年里的用量大大增加，最终进入了整个植物和它的产物中。

化学制剂（维持这些植物的"健康"和主导地位）使用量持续增长的主要原因之一是，种植着经过基因修饰的单一栽培的农作物田横跨数英里，就这些农作物的基因多样性和与它们共生的其他物种的多样性而言，农田已经完全失去了自然的多样性。土壤中微生物的多样性、数量下降的蜜蜂和蝴蝶的肠道微生物以及我们自己的胃肠道微生物同样都发生了特别相似的巨大变化。同样，为了克服杂草对除草剂这类化学品的抗性，增加除草剂的用量（如臭名昭著的草甘膦或"农达"）对肠道微生物的间接损害，至少对摄入者来说，在很大程度上都是未知的风险。

一个重要的问题是，过去 50 年来，这种对我们环境的自然生态系统（食物来源的地方）与农场动物及我们的肠道微生物的生态系统（在维持大脑健康方面发挥着重要的作用）的双重化学侵扰是否会导致某些脑部疾病的急剧增加呢？而目前的科学证据已经能够解释肥胖受这些因素的影响，但我们只能推测这也可能适用于自闭症谱系障碍和神经退行性疾病，如阿尔茨海默病和帕金森病。如果把这个问题留给以生产不可持续的食品产品以获取利润的企业界的话，我们可能永远不会得到一个真实的答案。相反，我们将继续陷入以不断增加抗生素的剂量来维持农场动物的健康和不断增加化学试剂的剂量来对付现在的超级杂草、超级害虫和超级细菌的困境之中。

肠道微生物和现代美国膳食的危害

在过去的 50 年里，美国人的食品添加剂、盐、糖与脂肪的摄入量在持续增加。而且其中很多是在没有进行长期安全检测的情况下使用的。甚至，在检测它们之前，我们已经知道肠道微生物对我们的健康是多么重要，以及它们在添加剂和大脑健康之间的中介效应。安全检测由美国食品和药物管理局（FDA）负责，而安全监测在很大程度上依赖于短期的动物实验——旨在检测添加剂是否有急性毒性作用，是否有增加癌症的风险，或两者兼而有的风险。短期实验不能告诉我们长期使用这些添加剂对大脑健康可能产生的不利影响。

今天，我们知道有几种最常见的添加剂连同高含量的脂肪和糖一起摄入会导致我们的身体处于低度炎症状态，会损伤我们的身体和大脑。下面让我们逐一来了解它们。

人工甜味剂

食品行业满足了我们巨大的糖需求量，这正是食品添加剂显著改变我们饮食的最好例证之一。一方面，大量的糖已经以一种高果糖玉米糖浆的形式被添加到各种食品之中，甚至是那些原本就有很高糖含量的食品（如面包和饼干）之中。另一方面，人工甜味剂也已经被添加到能满足我们对甜味和能量需求的任何相关食品之中。一个世纪以前，我们是这样介绍人工甜味剂的：制造人工甜味剂让我们放心享受甜食而不会引起体重的增加，也不会因为大量糖的摄入而出现血糖的飙升。如果人工甜味剂有座右铭的话，那它可能是"你可以随意吃掉你手中的蛋糕"。FDA 已经批准了 6 种这样的人工甜味剂在美国使用。今天，这些化学物质被大量添加到常吃的食物中，例如无糖的碳酸饮料、谷物和无糖甜点。甚至，在那些有科学头脑的人群之中也很流行。中午，我们部门在加州大学洛杉矶分校举行的医学会议上，可口可乐、百事可乐以及油腻的薯条仍然是最受欢迎的饮料和午餐（更不用说熏牛肉三明治以及加工的肉类）。

尽管人工甜味剂无处不在，它们所宣扬的健康益处的证据却是模糊的。然而，有关人工甜味剂危险性的证据已经出现，包括体重增加和代谢疾病发病率的增加，如 II 型糖尿病。例如，耶路撒冷的魏茨曼科学研究所的约坦·苏伊士（Jotham Suez）的团队研究发现，最近在商业上经常用的 3 种甜味剂（糖精、三氯蔗糖和天冬氨酸酰苯丙氨酸甲酯）都有可诱导小鼠出现葡萄糖不耐受和代谢紊乱综合征的迹象。这些发现本身就令人警觉，但更令人惊讶的是，他们发现了肠道微生物群在这一过程中扮演了重要的角色。他们是通过这样一个实验来验证他们的结论的：苏伊士的团队把食用甜味剂的小鼠粪便移入到无菌的从未食用甜味剂的小鼠体内，结果导致之前无菌小鼠出现葡萄糖不耐受和代谢紊乱综合征的症状。通过分析动物的微生物群，他们注意到食用甜味剂导致动物肠道内的拟杆菌属微生物增多，这与食用高脂肪饮食的现象一样。这意味着，食用含有脂肪干酪加上无糖的碳酸饮料的食物非但无助于减肥，而且还加重了奶酪中脂肪酸对体内新陈代谢的损害。

研究还发现，甜味剂可以改变肠道微生物的代谢途径，从而产生更多的短链脂肪酸，这些脂肪酸可被结肠吸收，提供额外的热量。这意味着，当你食用人工甜味剂的时候，身体会激活你的肠道微生物，从结肠中获取来自微生物代谢产物的更多热量，目的是弥补在小肠缺失的可利用糖。这提示我们，通过食用甜味剂来减少热量摄入是行不通的，因为肠道在微生物的帮助下会按比例从你所吃食物中吸收更多的热量。

这个结论在人体实验中也得到了验证。苏伊士的团队测试了几百个人类受试者，他们发现，食用人工甜味剂的个体的体重较重，有更高的空腹血糖水平并且肠道微生物群已发生了改变。很显然，肠道微生物群负有一定的责任。研究人员把健康且摄入糖精的受试者粪便移入到无菌鼠体内，小鼠食用糖后血糖会升至异常水平。

这些研究提供了强有力的证据，即人工甜味剂不仅在短期内不能帮助你减肥，而且它们还是导致你肠-脑轴炎症变化的主要原因，这必然会伤害你的身体和大脑。这也意味着，你若是聪明就应该查看食品标签上是否包括人工甜味剂，并尽可能地避免食用它们。

食品乳化剂

乳化剂像洗涤剂分子那样帮助混合两种不容易混合的液体，比如油和水。食品行业将它们添加到日常食用的各种各样的食品中，包括蛋黄酱、酱汁、糖果及各类烘焙产品中，目的是为了使食物成分均匀稳定。你可以通过食品标签上的化学名称识别它们，如巧克力中的山梨醇、冰淇淋中的聚山梨醇酯及加工肉类中的柠檬酸酯，这些只是其中的一小部分。但这些像洗涤剂一样的分子有一个缺点：它们可以破坏覆盖胃肠道内表面的保护性黏液层，使肠道微生物更容易进入肠壁。

食品乳化剂还可以进一步破坏完整的肠黏膜形成的屏障，使肠道细菌穿过并且进入附近的免疫细胞，促进代谢性毒血症。

为了探索肠道微生物在乳化剂毒害作用中是否发挥重要作用，埃默里大学的安德鲁·葛维兹团队最近用两种低浓度的常用的食品乳化剂（吐温80和羧甲基纤维素）饲喂小鼠，这引起了轻度的肠道炎症、肥胖和代谢综合征。这些动物的肠道微生物群更接近肠壁，肠道内微生物的混合状态发生改变，脂多糖水平增高，就像饲喂高脂肪膳食的小鼠的情况一样。

而食物乳化剂没有造成那些饲喂抗生素小鼠的代谢变化，这表明肠道微生物群在这些现象里扮演了重要的角色。研究人员进一步证实，把饲喂食品乳化剂小鼠的粪便移入到无菌小鼠体内，这时又看到了相同的代谢变化。

常用的食品添加剂除了危害我们的新陈代谢健康以外，还对我们的肠－微生物－脑轴及大脑健康的功能有着重大的影响。从这些实验中，可以很明显地看出，食品乳化剂和动物脂肪及甜味剂一样，能以某种方式改变你的肠道微生物群，以这种方式促进肠道和其他器官及大脑发生慢性炎症，包括大脑的食欲控制区域。添加剂过多以及过度食用高热量食物，这只会加剧炎症反应并且使情况变得更糟。不幸的是，还有更多值得我们关注的饮食可能影响大脑健康。

谷朊粉

散步在高档食品店的长廊，你会看到无谷蛋白面包、无谷蛋白蛋白面、无谷蛋白意大利面、无谷蛋白谷物，甚至无谷蛋白饮料或酒。在过去的10年里，所谓的无谷蛋白饮食已经迅速风靡。今天，根据最近的一项调查，多达1/3的成年美国人每年都会食用无谷蛋白产品。

谷蛋白是一种混合蛋白质，占小麦蛋白质的 12% ～ 14%，大麦和黑麦及其制品也含有较少量的这种蛋白质。小麦是全世界种植最广泛的作物，小麦面粉可用来制作面包、面食、百吉饼、比萨、麦片和许多其他常见的食品。谷蛋白在北美饮食中其实是普遍存在的。

谷蛋白本身也是从小麦中提取出来的，并用来制作一种叫作"谷朊粉"的食品添加剂。食品生产商在各种各样的食物，包括面包、早餐麦片，甚至肉类产品中添加谷朊粉。谷朊粉可以增添许多食品的品质，包括面包的最佳口感、咀嚼性以及延长保质期。它还有助于加工肉类食品中水和脂肪混合。谷朊粉也可添加进原本自身就有谷蛋白的食品中（面包、意大利面、比萨、啤酒），以及不含谷蛋白的食品中，例如肉类产品、酱汁、奶，更为惊奇的是，还可以添加到非食品类产品和化妆品中。美国人从面粉和谷物中摄取的谷蛋白量在过去的半个世纪里平均增加了 30%，从 1970 年 9 磅 / 年到 2000 年 12 磅 / 年，混合在各类食品中的谷蛋白摄入增加了至少 3 倍。

你应该担心这些额外添加的谷蛋白吗？

如果你是那占全部人口 1% 的患有乳糜泻患者中的一员，那么你应该担心。乳糜泻将导致免疫系统对谷蛋白的过度反应，产生肠内膜抗体。这些抗体在体内会产生慢性症状，包括腹痛、腹泻、体重减轻和疲劳，在严重情况下会产生神经症状，而且有些神经症状即使在患者停止食用小麦后仍会持续。

乳糜泻发病率在过去的 60 年里一直在上升，现在它影响了全世界 1% 的人。但是，没有人确切地知道这是因为什么。对于这种疾病的原因，一种假说是由于含谷蛋白食物的摄入增加；而另一个假说是免疫系统的变化，这种改变可能与肠道免疫系统在生命早期与外来微生物相互作用的方式改变有关；第三个假设是与小麦的改良和种植变化有关。

　　如果你是对小麦过敏的少数患者之一，你应该注意。当接触小麦谷蛋白和其他蛋白质时，免疫系统会对谷蛋白和小麦蛋白产生过敏反应的抗体，称为免疫球蛋白 E 或者 IgE。如果你对小麦过敏，那么吃小麦食品是一件很危险的事，甚至危及生命，这会导致荨麻疹、鼻塞、腹部绞痛和嘴或咽喉肿胀，还会造成吞咽或呼吸困难。无谷蛋白饮食通常有助于缓解上述两种情况下的症状。无谷蛋白产品的广泛应用对小麦过敏的人有巨大的帮助，同时不会导致身体虚弱的症状。

　　但是，如果你没有任何这些症状，你是否应该担心食品中谷朊粉对你的大脑会产生什么影响呢？尽管最近有种普遍的说法声称谷蛋白对每个人都是有害的，但目前还没有可信度高的科学证据支持这种极端的观点。我还没有遇到一个法国或意大利人会因为某些免于早在谷朊粉大规模应用前就存在的小毛病侵害的不确定的益处，而放弃食用美味的馨香酥脆的法国长棍面包、柔软滋润的夏巴塔面包以及美味的意大利面。

　　琳达·施密特（Linda Schmidt）确信她的症状一定与谷蛋白过敏有关。施密特是一名中年女性，如果吃含谷蛋白的谷类，几小时或几天后就会出现类似肠易激综合征的各种症状：腹胀、腹鸣，可见的腹部肿胀，腹痛和不适，排便不规律，疲劳和大脑昏沉。她的胃肠病医生给她做了一次全面的诊断并且排除了乳糜泻。在阅读了有关谷蛋白敏感性及在媒体上听了有关它的讨论会之后，琳达便开始食用无谷蛋白饮食。根据琳达的表述，效果还是很显著的。她转换饮食后不久，消化系统症状改善了，昏沉的大脑也得到了改善，她现在的感觉要比之前好很多。

　　我经常看到像琳达·施密特这样的患者。他们没有患乳糜泻，但一旦他们转向无谷蛋白饮食之后，他们的肠易激综合征症状就得到了显著的改善（尽管他们仍然来找我诊治残留的症状）。

有可能是流行的书籍、媒体对谷蛋白敏感性的关注，对一次性奇迹般治愈常见胃肠道疾病以及与之相关的常见的疲劳，无力及慢性疼痛症状的承诺，吸引了很多人对无谷蛋白饮食的兴趣。我们甚至可能会见证一场对无谷蛋白食物狂热追捧的浪潮，这都是拥有数十亿美元资产的无谷蛋白食物行业组织的营销活动煽动的结果。

但也有可能是北美饮食正在对我们的肠－微生物－脑轴所起的作用，琳达·施密特可能有第三种类型的谷蛋白相关紊乱症状，被称为无乳糜泻的谷蛋白敏感，这种状况比乳糜泻更为常见，但是很少能被诊断清楚。目前在科学上，对这种情形的解释是非常有限的。可能正如对谷蛋白过敏观念的支持者所希望的那样，研究发现无乳糜泻的谷蛋白敏感者没有异常的免疫反应并且他们的肠道是没有渗漏的。有没有这样一种可能，大量的谷朊粉通过使肠道微生物产生不利于我们身体健康的代谢产物而起作用呢？或者是这样，罪魁祸首不是谷蛋白本身，而是带有其他添加剂的加工食品（这些食品大多数都含有谷朊粉）。

这些问题的确切答案目前还没有出现，科学可能还需要一段时间才能做出回答。虽然坚信谷蛋白食物是一种有害物质并能引起人体紊乱的信徒会仍然坚持下去，他们不需要科学证据支持自己的观点。我们饮食中的大量脂肪、人工甜味剂、乳化剂和饮食中的其他因素都可能会改变在我们肠道中的无数个传感器的稳定状态，这些传感器包括许多的神经末梢感受器、肠内分泌细胞和免疫细胞。牢牢记住肠道是我们最复杂的感觉器官。这样的变化可能已经改变了肠道发向肠道神经系统与大脑的信号。有没有这样的可能，具有最敏感肠道的人，像琳达·施密特，现在正在出现之前没有出现过的食物敏感性和食物过敏迹象？他们可能是煤矿中的金丝雀，在我们其他人注意之前感觉到了这些问题。

北美膳食如何导致脑慢性疾病

奥布里（Aubrey）患便秘有两年多了，当他到我的诊所时，他的症状非常严重，他需要每天服用泻药，并做出很多努力才能进行有规律的排便。当我询问 55 岁的奥布里他的病史时，他告诉我，如果不采取这些通便措施，他可能几天都不会排便。

我通过听他的主诉试图发现可能致使他出现这些病症的线索。他没有服用导致便秘不良反应的药物，如患者服用的有降压作用的钙通道阻滞剂。他也并没有处于抑郁症早期阶段，因为那也会导致便秘。当我问奥布里他的饮食习惯时，也没有发现什么不寻常的情况。而他一直都在吃典型的北美饮食，最喜欢的食物是牛排、热狗和汉堡包。刚开始，我不知道是什么造成了他现在的症状，但当我偶然间看到他的手时，我注意到他右手食指和大拇指有轻微颤抖。

这种震颤可能是帕金森病的早期症状，该病折磨着全球范围内 700 多万人，其中包括 100 万美国人。帕金森病前期的典型症状对大多数人来说是很熟悉的：特征性手抖、运动缓慢、僵直或肌肉僵硬、姿势和平衡受损。这些症状反映了一些大脑区域的退化，包括在多巴胺作为一种神经递质参与控制运动协调的大脑区域。在这些典型的神经症状出现之前的很长一段时间，患者经常会出现胃肠道症状。这些症状，特别是便秘，影响到高达 80% 的帕金森病的患者，它们的出现会早于典型的神经系统症状几十年。

长期以来，人们都知道在受损的大脑区域中包含所谓的路易小体，是一种干扰神经功能的异常蛋白质团块。由于最早便秘症状是在肠道出现的，是不是有可能帕金森病也开始于肠道，然后逐渐到达大脑呢？帕金森病是不是一种肠 - 脑紊乱呢？以及，肠道微生物是不是元凶之一呢？根据最新的激动人心的科学证据，所有这些问题的答案是

"很有可能"。

事实证明，组成路易小体的 α- 突触核蛋白不仅存在于患者的大脑中，还存在于肠道内的神经细胞中。事实上，在肠道神经系统内，某些神经细胞在其他帕金森病症状出现之前就开始退化了，从而损害肠道中的"小脑袋"的精细功能，减缓肠道蠕动，并且延缓粪便在结肠内的移动速度。有人提出，一个人可能吃到或饮用含有一种嗜神经病毒的食物或水，这种病毒优先感染神经细胞，然后逐渐通过肠道内壁进入肠道神经系统。从那里，它可以顺利地移动到迷走神经（信息高速公路），迷走神经对于将肠道感觉传送至大脑的过程是至关重要的。通过迷走神经，这种病毒可以感染脑干然后转移到控制运动和情绪的大脑区域。

目前为止，尚未发现这样的病毒，但研究人员已经确定，患者的肠道微生物群改变可以使这样的感染过程变得更容易，或可以促进这种病毒在肠道的正常生长。正如赫尔辛基大学的菲利普·舍佩尔詹（Filip Scheperjans）及其同事最近做的研究发现的那样，帕金森病患者的肠道微生物群发生了巨大的变化。调查人员发现帕金森病患者体内的普雷沃菌水平比健康人的要低。也许这并非巧合，植物性膳食人群的肠道普雷沃菌数目很多，而食用较少植物和更多肉类、牛奶和乳制品的人群中普雷沃菌数较少。我们不知道帕金森病患者的这种肠道微生物的变化在疾病中是否有着至关重要的作用，或者说这是帕金森病相关的肠道环境改变的结果，也或许是只有当其他因素出现时，像遗传易感性或其他环境毒素，它们才变得比较重要。有关帕金森病的难题大部分都没有答案的。但其他类型的研究提供的证据也表明，帕金森病也可能是肠 - 微生物 - 脑轴疾病的一种。例如，素食可以改变微生物菌群，降低帕金森病的风险。我们知道肠道微生物的多样性在生命晚年会降低，肠道微生物群会更容易受到干扰。帕金森病通常在 60

岁以后开始发病，这也许不是巧合。

如果这一假说是正确的，那么早期的饮食干预可以使肠道免疫系统稳定下来，这可能有助于预防高危患者中帕金森病的发病，或者是至少减缓它发展的速度。远离典型的北美膳食模式可能会有助于更多人预防帕金森病的发生。

重新发现——地中海饮食

两年前，我有幸拜访了我的朋友马尔科·卡瓦列里（Marco Cavalieri）和他可爱的妻子安东内拉（Antonella），他拥有一所有机酿酒厂，位置在亚得里亚海岸、意大利马尔凯区安科纳南部的一个小镇——费尔莫镇。这里有一座绵延起伏的小山，覆盖着成片的黄色太阳花、葡萄园、橄榄树和向蔚蓝大海微微倾斜的麦田。不同植物和作物被成排的树木、灌木和矢车菊隔开，创造出一个意想不到的主题设计作品，体现了美与和谐。视觉上的美景是由农作物的多样性带来的。当我们晚上九点半到达的时候，只希望和朋友们分享一顿清淡的晚餐。相反，我们的东道主却在波波洛广场附近的一家餐馆欢迎我们。这个地方完全符合其名字，意思是人民广场，广场到处都是人，有正在交谈的镇民和踢足球的儿童。我们受到餐馆老板的欢迎，他是卡瓦列里的朋友。一盘盘精致、美味的菜肴陈列在我们的餐桌上：全麦面条作为开胃菜，还有鹅胸肉、烤时蔬、菊苣、烤章鱼、佩科里诺干酪和当地的橄榄。所有的菜都是用当地的橄榄油制作的，其中一些橄榄油是从本笃会僧侣800年前种植的古老的橄榄树上榨取的！我们摄入的任何食物都没有动物脂肪的痕迹。到了晚上，我们已经喝了两瓶来自马尔科葡萄园的有机葡萄酒了。

当在广场上漫步的时候，马尔科解释了在这里的意大利人种植、收获和饮用他们的食物和酒的一些独特之处。从在亚得里亚海捕获的新鲜鱼类到各种类型的当地奶酪、橄榄和新鲜水果，以及在秋季猎杀的野猪和鹿，人们吃的大多数食物来自至少 50 英里远的地方。粮食供应受到地理因素的限制意味着食物具有严格的季节性模式，即根据当地可用的食物来准备饭菜。当地葡萄酒也强调多元化，不同的葡萄在化学成分不同的地区土壤中生长，这些地区紧邻大海，并且接受阳光照射的程度是不同的。

费尔莫显然是一个神圣的地方，不只是因为它产生了 4 位教皇，他们的雕像装饰在游廊的各侧，而且其农业历史可追溯到公元 890 年，当时本笃会僧侣来到该地区并建立了法尔法修道院。400 年来，本笃会僧侣通过传播他们的农业技术和农业知识为该地区的繁荣做出了巨大的贡献。他们在"祈祷和工作"的信念下，遵循着他们的信仰，在这片土地上工作、学习以及写下他们的见解。许多这些手稿仍然可以在毗邻广场的老图书馆看到。

我们饮用的第一瓶葡萄酒是和千层面一起享用的，这是专门用佩哥里诺葡萄酿制的干白葡萄酒。马尔科解释道，葡萄的名字来自于牧羊人对它们的用途，他们也制作了我们配着葡萄酒食用的佩哥里诺干酪。他还向我们解释了酒厂的商标：一个僧侣用温柔，几乎是爱抚的方式采摘一串葡萄的情景。马尔科强调，这份对自然及其产品的热情、关注和尊重一直保留在他的葡萄园中，这个葡萄园就是以本笃会僧侣命名的："Le Corti Dei Farfensi"。

我们饮用的第二瓶红酒是一瓶融合了来自马尔什南部地区的蒙特普齐亚诺和桑娇维塞葡萄的陈年红酒。在最后，我们食用了一小份提拉米苏，结束了这次有教育意义的晚餐。我了解到，这个地区的人们用古老而独特的方法制作食物和葡萄酒。最重要的是，我开始意识到，对地中海膳食来说，重要的不是主食的组成成分，也不是一顿饭中相对丰富的植物和动物性食物种类。在这样的环境下，这短短几天的亲身经历告诉我，历史、精神以及环境因素和生物因素密切的相互依存关系对健康的地中海膳食有重大的意义。

不同于流行的千变万化的饮食，营养专家对地中海饮食和与之相近饮食的健康益处有着非常明确的共识。从古代希腊人和罗马人统治这个地区的时代起，到后来与地中海接壤的非洲和阿拉伯国家的入侵，传统的地中海饮食发展了两千多年。这些不同的影响产生了高度多样的以水果和其他植物为基础的食物，这些食物在沿海国家的特定区域中种植、加工和食用。典型的地中海饮食包含至少 5 份蔬菜、1～2 份豆类及豆制品、3 份水果、3～5 份谷物、5 份植物脂肪（橄榄油、鳄梨、坚果和种子），每周食用海产品 2～4 次，红肉一周不超过 1 次。在 20 世纪五六十年代，7 个国家首次共同系统地研究了地中海膳食对健康的益处，这个研究项目是由梅约诊所研究员安塞尔·凯斯（Ancel Keys）领导的，研究对象来自意大利马尔凯区的蒙特乔治小镇，在那里，马尔科种植了有机葡萄和橄榄。虽然饮食的具体情况因国家和地区而异，甚至自首次研究以来各地饮食习惯已经发生了明显的变化，但基本的饮食模式的特点依旧是摄入大量单不饱和脂肪酸（主要来自橄榄油）以及日常的水果、蔬菜、全谷物、低脂肪乳制品和适量的红酒，每周摄入低脂肪食物、家禽、坚果和豆类，以及少量摄入红肉。地中海膳食中的脂肪含量从西西里岛的 20% 到希腊的30% 不等，这种脂肪绝大多数源于植物，尤其是橄榄油。基于流行病学研究和临床实验的大量医学文献表明，地中海膳食对减低所有原因的死亡率都有积极作用，特别是代谢综合征、心血管疾病、癌症、认知功能障碍和抑郁症。最近，地中海膳食对健康的益处在一个大规模的研究中得到了证实，这次研究结合之前的文献资料涵盖了 50 多万人。

支持地中海膳食有益于大脑健康的证据不仅限于大型流行病学研究。最近在美国近 700 名老年人中进行了一项干预实验研究，所有的人都接受了脑部成像检查以确定大脑和地中海膳食之间可能存在的联系，研究发现严格遵守地中海饮食的受试者的多个大脑区域比食用地中海膳食少的受试者的体积要大。肉类摄入量降低而鱼类摄入量增加是解释这些差异的主要因素。在另一项队列研究中，研究人员评估了 146 名老年人的饮食习惯，并研究他们 9 年后的大脑。在膳食评价的基础上，26% 的参与者地中海饮食评分低，说明膳食依从性差；47% 具有中等评分和 27% 具有较高评分，代表有好的膳食依从性。研究人员发现，地中海膳食依从性和衡量连接不同脑区的脑神经组织完整性的脑成像之间有很强的关联性。

目前，研究者已经提出了多种解释地中海膳食健康益处的机制。除了橄榄油和葡萄酒含有大量对细胞健康有益的保护性抗氧化物质和多酚类物质，地中海膳食在人体内的抗炎症作用也经常被提及。多酚是植物体内的一种成分，是存在于各种食品和饮料中的植物性化合物。除了红葡萄和橄榄，还有许多其他水果和蔬菜富含多酚，例如咖啡、茶、巧克力和一些坚果。

在上一个 10 月，我和马尔科在山上会合，看一年一度的橄榄丰收。某天，树上 30% 橄榄成熟了，大家一起努力采摘这些果实，并在收获后的几个小时内送到加工厂。马尔科的工人大约需要采摘费尔莫周围的 1800 棵橄榄树，其中大部分树的年龄在 500 岁到 800 岁之间！不仅这些树的年龄令人印象深刻，它们的外形也是如此令人惊叹。它们需要两个人来伸展双臂环绕扭曲的树干才能抱住，它们的根向四面延伸 100 英尺[⊖]左右，在肥沃的充满了微生物制造的营养物的大片土壤中吸取营养。采摘的大多是青橄榄，利用冷冲压设备立即加工，

　⊖　1 英尺 = 30.48 厘米。

采摘过程中所有努力的目的是最大限度地保护多酚的含量。

根据马尔科每年对鲜榨橄榄油的科学分析,很明显,这些古老的橄榄树油中多酚含量明显比年轻的树木高出几倍,其中大部分市售油来自于此。我想知道多酚含量与树龄关系的原因。难道是树木在制造"长寿鸡尾酒",这种化学物能够使它们保持健康、维持活力、抵抗疾病和气候波动的影响吗?我们在街上看到的健康活泼的90岁高龄者的数量(经过几次科学调查证实)与这种特别的树木的年龄和健康,以及这类药用橄榄油的经常使用是否存在某种关系呢?

地中海膳食、雅诺马马人和哈兹达人的史前饮食以及今天的一些生态饮食(包括鱼素主义者和素食主义者)特点一样,都是植物性食品/动物性食品的比例高。我们现在知道,在这些大部分以植物为基础的膳食中除了有高水平的复杂碳水化合物以外,还有较多对肠道微生物群有一定益处的多酚。多酚不仅来自日常额外食用的初榨橄榄油,这些促进健康的化合物也存在于坚果、浆果和红葡萄酒中,所有这些都是地中海饮食的基本要素。最近的一个小型研究甚至发现,红酒的摄入可能会对肠道微生物群的组成产生良好的影响。

尽管所有的这些研究都证明了地中海膳食具有极大的益处,但我们还应该注意,不要忘记这些饮食还有科学想不到的有益方面。分享美味佳肴时轻松融洽的社交感觉,以及在享受食物时的态度和见解,这些无法用实证的方法评估。但如果总结一下我对这次费尔莫之旅的体会的话,我认为很可能正是所有这些因素共同促成了地中海膳食对健康的益处。

第 10 章

CHAPTER 10

健康的捷径

人类的生命从开始到结束，无论是睡眠还是清醒，大脑、肠道以及肠内微生物之间一天 24 小时都在进行活跃的信息交流。所有的交流不仅仅与基本的消化功能有关，也影响着我们的生活经历，包括我们的感觉、如何做决定、如何进行社会交往以及饮食活动。如果仔细倾听，这样的交流也会指引我们达到最佳的健康状态。

生活在这样一个前所未有的时代，我们的饮食发生了巨大的变化，与前人相比，我们暴露在含有更多的化学物和药品的环境中。我们开始去了解这些变化与长期的生活压力作用如何影响了肠道微生物，以及肠道与大脑之间的复杂交流过程。这些交流在胃肠道常见的症状（尤其是肠易激综合征）中发挥了重要且令人印象深刻的作用，在肥胖方面也发挥着重要作用。由此，我们意识到胃肠道微生物的失调会影响到我们的大脑。最近的研究发现，在一些大脑疾病中，比如压抑、焦虑、自闭症、帕金森病，甚至阿尔茨海默病，肠道、微生物、脑之间的相互作用已经改变。尽管如此，即使那些未患上述疾病的人也可以通过了解这些交流信息来改善自身的健康。

何谓理想的健康状态

多年以前，我的一位多年好友，梅尔文·夏皮罗（Melvin Schapiro），同他的妻子及另外两对夫妇从波多黎各的圣胡安前往加勒比海的一个偏僻小岛度假。梅和他的朋友在过去有过许多次类似的旅游经历，然而，在这次发生了一件非常糟糕的事情。在旅途中，他们搭载的小型螺旋桨式飞机在半途因为燃料不足而坠机。梅尔文和他的旅伴们奇迹般地活了下来，受伤严重的旅伴需要住院医治。梅尔文身上出现了多发性肋骨骨折，一节脊椎破碎及一处较深的小腿伤口，需要在当地的创伤中心进行小手术。随后几小时之内他又被送到洛杉矶的医院做进一步的医疗护理。下面就是故事中最了不起的部分：尽管经历这些创伤和情绪伤害，在事故 3 周之后他便拄着拐杖去办公室开始工作了，并为 1 个月后的重要医学会议做筹备工作。

只有一小部分美国人处于理想的健康状态，这种理想健康的定义是完全的身体、心理、情感、精神和社会性健康以及充沛的生命活力，除此之外还有完美高效的个人表现。换句话说，拥有理想健康的人不仅是没有令人厌烦的身体症状，而且开心、积极向上，有许多朋友且享受工作。我的朋友梅尔文就是这样特别的个体。我们在偶尔阅读新闻时能够浏览到这一类人的信息，例如华嘉·辛格（Fauja Singh），他的外号是"头巾旋风"，他在 89 岁的时候开始跑步，101 岁的时候在伦敦完成了马拉松。他说："生活没有幽默，就是对生命的浪费，生活应当充满欢声笑语。"

我的一些同事在他们 70 多岁，甚至 80 多岁的时候仍然精力充沛、健康并且工作高效，致力于他们的科学研究、教授学生、诊治患者、完成大型国际研究项目以及到世界各地旅游，并且在科学会议上阐述他们的研究工作。如果说这类人中有一个显著突出的性格特点的话，

那么应该就是他们对生活中的所有事物都充满着好奇与激情，他们有
积极的世界观，不会因消极的人或事情而受到困扰，他们以肠道为基
础的决定似乎使他们能够一直处于积极乐观的状态，并且认为无论发
生什么事，他们都能克服。我们也经常听到迅速从悲伤状态调整回正
常状态的故事，比如我朋友的飞机事故，或者如丧偶之痛这种个人丧
失。所有这样的人似乎拥有一种强大的恢复力，一种能让他们从因意
外事件而失去平衡的生活状态恢复到健康稳定状态的能力。

　　据估计这种超级健康的人在北美人口中不会超过 5%。最佳健康
状态一直是媒体热议的话题，但它并不是接受过训练的医生能帮助患
者达到的。传统地说，我们医疗保健系统的大部分，更恰当地说，应
当是我们的疾病保健系统，几乎全部专注于治疗慢性疾病，在价格高
昂的诊断检查和同样昂贵的长期药物治疗中发挥着最大的作用。同样，
联邦政府所资助的医学生物研究组织也基本是致力于研究疾病的发生
机制却未意识到生物和环境因素能够有助于人体达到最佳的健康状态。

　　绝大多数人并不能达到超级健康的状态，比如桑迪（Sandy）。她
的事业相当成功，中年离异，居住在洛杉矶西部。桑迪尽力做好她的
本职工作，并且努力当好两个十几岁女儿的妈妈。尽管她知道自己胃
部敏感，但是她同大部分人想法一样，认为自己是健康的，并且从未
向医生咨询过她的症状。但是，她注意到她现在更容易感到疲惫，没
有了以前的活力，特别在清晨醒来时感觉到疲惫，同时在过去的一年
里体重增加了 15 磅。她一个月要飞往东海岸好几次，经常因过度劳累
而眼睛发红，而且她注意到与过去相比，现在需要更长的时间才能从
旅途的疲惫中恢复过来。

　　桑迪一直没有花时间考虑她的消化系统，直到最近，她看到铺天
盖地的电视广告都在宣扬富含益生菌的酸奶有益消化健康，还有脱口
秀的嘉宾也在谈论谷蛋白对人体的危害作用，这时她才有所醒悟。她

从读物中得知，无谷蛋白饮食有益于与她大部分症状相似的患者的健康。并且，她对我提出的用简单、特定的膳食干预来优化她的肠道微生物群的建议非常感兴趣。

桑迪是庞大的不断增长的亚健康状态者的一员，你也可以称这种状态为前疾病状态。这些人在医学上没有诊断患有任何疾病，他们的血液检测指标也正常，但他们可能会感到长期的紧张焦虑，并且在经历一次压力事件后，需要更长的时间才能恢复到放松状态。他们也更容易超重或肥胖，患上高血压，有轻度慢性消化不良的症状，如胃灼热、腹胀和排便不规律，以及没有时间和精力进行社交生活。他们的睡眠质量不好、精力不足，有疲劳的症状以及经常性的躯体疼痛，尤其是腰痛和头痛。他们会认为这些症状是为了家庭或快速升职而付出的代价。尽管医生对这样的人往往不能做出特定的医学诊断，如肠道易激综合征、纤维肌痛、慢性疲劳综合征或轻度高血压，但一些专门的诊断检查可能更适合诊断他们的亚健康状态，包括体内系统的炎症标记物。

这种前疾病状态可以看作是人体机能受损的结果（也可以称为适应性负荷），当一个人承受重复的轻度压力或持续的慢性压力时，这些症状会随着时间的延长而加重。我们生活在一个充满压力的世界，但是某些人的机能却受损得更快。反复或长期地激活大脑中的压力环路会损害我们的新陈代谢、心血管系统与大脑的健康。适应性负荷也会损害肠－微生物－脑轴，原因可能是我们的肠道反应影响了肠道微生物的行为。随着适应性负荷的增加，在调节全身炎症反应方面，我们的肠道微生物及其与大脑之间的联系起到了重要的作用。随着炎症的加重，血液中炎症标记物水平就会上升，包括脂多糖、脂肪因子（由脂肪细胞产生的信号分子）和 C 反应蛋白。

正如我们所知道的那样，不良饮食与肠道微生物群之间的相互作用会导致类似炎症的状态，我们称之为代谢性毒血症。毋庸置疑，几十年累积的代谢性毒血症足够导致一个不太健康人的大脑产生明显的结构和功能上的改变。

更令人担忧的是，慢性应激和高脂饮食引起的肠道反应可以加剧这种炎症状态，通过增加肠道系统的通透性使肠道微生物群更容易激发肠道的免疫系统。高压力水平会驱使许多人会产生嗜食的倾向，从而上调大脑中的应激环路至新的常态，但是这样会反过来加剧肠道炎症反应，从而陷入恶性循环。

用高动物脂肪饮食来喂饲肠道微生物与长期压力引起的大脑损伤叠加在一起就像一场灾难性的风暴（但也不排除其他或是不知道的因素），这两个因素的叠加使我们从前疾病状态恶化成代谢综合征、冠心病、癌症和大脑退行性疾病等常见疾病。

那么我能否给予桑迪一些医学建议，并回答她关于怎样建立健康的肠道微生物群的问题呢？我是否能给她有效的建议，使她从前疾病状态转向最佳的健康状态呢？答案是肯定的。我坚信每个人都能通过建立和维持肠－微生物－脑轴的平衡向着最佳的健康状态迈进。怎样做到呢？那就是最大限度地提高肠－微生物－脑轴的恢复能力。

什么是健康的肠道微生物群

为了保持我们的肠道微生物的健康，我们首先要知道健康的肠道微生物的构成。

因为肠道微生物群是一个生态系统，我们如果像一个生态学家一样看待它，一定会有所帮助。人体就像一块陆地，身体的不同部位就是陆地的不同区域，每块区域都为微生物提供特定的栖息地，这个范围从只有几种微生物菌群生活的阴道，延伸到各种各样微生物生活的口腔。即使是在消化系统也有不同的区域，包括生物多样性较低的胃和小肠，以及生物多样性较高的大肠，其中大肠里的微生物数量比身体其他任何部分都要多，同时大肠的微生物多样性也是最高的。

当我询问加州大学洛杉矶分校的生态学家丹尼尔·布鲁姆斯坦（Daniel Blumstein）如何描绘健康的生态状况时，他提醒我在自然界栖息地可以有多种的稳定状态。换句话说，所有的生态系统可以有多种稳定状态。以人类微生物生态系统为例，一些稳定状态与健康有关，而另一些却与疾病有关。

为了将稳定生态系统的概念可视化，我喜欢用我的一次加州的驾驶经历来比喻。在加州的 1 号高速公路上，它也叫太平洋海岸高速公路，我开车从圣巴巴拉向蒙特利行驶，我喜欢欣赏那金色、长满橡树的连绵起伏的山脉，以及当你靠近海岸时延伸到高山并被山谷从中分开的葡萄园景色。多种因素形成了这样美丽的画面，包括地质、河流、地震、板块运动、气候及在这里生存了上千年的动物。想象一下，如果你能从这片地区上空投下一个大球，并看着它向下滚落。你可以很容易地预测它会到达哪个山谷和洼地。这些洼地越深，球从洼地滚到另一个山谷所需要的能量也就越多。换句话说，当球处于某个洼地时，即处于稳定状态，洼地越深，状态就越稳定。

通过类比，你可以把肠道微生物生态系统看作是这样一个山区的三维图像，在这种情况下，从洼地到山顶的距离代表球从山顶到下一个洼地所消耗的能量，也就是从一个暂时稳定的状态切换到另一个状态所需消耗的能量。大卫·雷尔曼是斯坦福大学的一位优秀的儿科医师和微生物学家，他认为肠道最稳定的微生物状态正如山谷和最深的洼地一样，这反映了最佳健康状态或者慢性疾病的状态。

许多因素决定了肠道微生物的概貌，类似于已经形成的自然地貌。一个重要的因素就是基因，而基因又可能被早期或好或坏的生活经历所调控。免疫系统的活跃度也很重要，还有饮食习惯、生活方式和环境因素以及你独特的肠道反应，这些因素也反映了你的思维习惯。

对于肠道微生物的组成，纵向研究很少，而这些少有的研究似乎发现，饮食、免疫功能的改变及药物的使用（特别是抗生素），可以使肠道微生物从一种状态转变为另一种状态。这些变化可能是暂时的，然后便迅速切回到健康的默认状态，或者这些变化也可以是长期的，最终导致慢性疾病的发生。因此这些状态的切换取决于肠道微生物概貌，你可能在肠道感染后更容易出现长期消化不良，或在餐后甜点后表现出不健康的血糖升高。这些微生物状态也许会决定健康饮食或者摄入更多益生菌对谁更加有益，使用的抗生素对谁会更加敏感。

利用生态学术语，肠道组织和肠道微生物群的功能可以很好地概括为丘陵和山谷之间的稳定地貌：越深的山谷，对抗干扰的能力越强。状态的稳定性由多种因素所决定，包括基因和早期的生活事件（图 10-1）。当系统干扰较大的时候，它将离开原来的稳定状态，并进入一个新的状态，可能是一个新的稳定状态，也可能只是暂时的稳定状态。许多新的状态与疾病有关。最常见的干扰有抗生素、感染或压力。

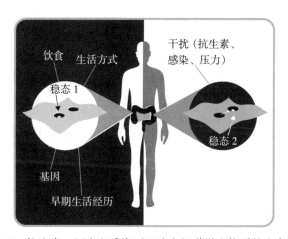

图 10-1　抗生素、压力和感染可以改变肠道微生物群的生态概貌

多样性。健康的肠道微生物群的公认标准就是肠道微生物应具有高度多样性，即丰富的微生物种类。正如我们周围的自然生态系统，高度多样性意味着快速恢复的能力，低多样性则意味着较弱的抵抗能力。较少的微生物种类意味着较低的承受变化能力，如对感染（由致病菌、病毒或者生活在我们肠道的致病微生物导致）、不良的饮食习惯或者使用药物的抵抗力。

当然，对于这一法则也存在一些明显的例外，如新生儿肠道的微生物和阴道内的微生物。因为健康状态下的肠道和阴道内的微生物的多样性就很低，而且也有很合理的原因。在生命早期成形期间，为了建立新生儿独一无二的肠道微生物群模式，肠道微生物群需要灵活性。而阴道微生物需要灵活性来满足自己生殖和传递信息功能的独特需求。自然已经形成灵活的策略来维持这些独一无二"栖息地"的稳定性，并保护它们免受感染和疾病的困扰。新生儿肠道和阴道这两个"栖息地"的生物都是以乳酸杆菌和双歧杆菌为主。这些微生物能够生产许多抗菌物质，并且它们有独特的能力，可以产生足够的乳酸，制造一个酸性的环境，而这个酸性环境对其他大多数微生物和病原体是有害的。

一些人的肠道微生物菌群虽然具有较低的多样性和相对的不稳定性，但也可能从未出现任何明显的疾病征象。但是，当这样高危个体的微生物失常时，他们就会更容易患病。越来越多的科学文献显示，肥胖、炎性肠道病和其他自身免疫性疾病通常与肠道微生物多样性的降低有关，常常是反复使用抗生素的结果。未来在其他的疾病中，也可能发现这种现象。

不幸的是，相对于增加成人肠道微生物的多样性，并使其超过3岁时建立的多样性水平，降低它们的多样性要容易得多。例如，在生命的任何时期使用抗生素来降低肠道微生物的多样性是相对容易的，但研究发现，通过提升微生物多样性的正常水平来提高我们抵抗疾病的免疫力和改善健康状况则是非常困难的。无论服用多少益生菌的药丸，食用多少泡菜或者选择极端的饮食，你基本的肠道微生物的组成和多样性都将保持相对稳定的状态。

但是这并不是给你理由放弃增加肠道微生物多样性的想法。我们知道，益生菌的干预可以通过改变微生物的代谢产物来促进肠道健康。在生命最初的几年里，由于肠道微生物不断地增多，或者由于摄入多种不同类型的抗生素，以及长期处于压力之下，都会导致肠道微生物群的多样性遭到极大的破坏，所以益生菌的干预对肠道微生物健康的作用可能更大。

肠道微生物的多样性是如何抵御疾病的呢？多样性与健康的生态系统和两个关键属性密切相关——稳定性与恢复力。

稳定性与恢复力。虽然你与你的同事和亲戚可能拥有不同的微生物种类，但是，在较长时期内，你们倾向于携带相同的关键性微生物种类。稳定性对于你的健康与良好状态相当重要。在受到压力相关的干扰之后，它能确保肠道微生物可以迅速恢复到平衡状态，使微生物菌群继续进行对人体有益的生理活动。这也形成了肠道微生物的恢复力。

相反地，有些人的肠道微生物群对扰动却特别敏感。斯通夫人在墨西哥的旅途中出现了胃肠炎的迁延症状，其肠道微生物的恢复力和稳定性明显比她的旅伴弱，这是她在度假期间长期压力造成的么？还是在她生命早期的一系列恶劣生活事件永久性地改变了她的肠道微生物群，使她在开始旅行前就有一个不稳定的肠道微生物生态系统呢？

食品添加剂产业和媒体宣扬，一个健康的微生物群落是由确定的微生物种类构成的，这与新型的肠道微生物的健康生态观点不同。事实上，人群中只有10%的肠道微生物种类是相同的，换句话说，你和你的朋友都有健康的菌落，但是你们的肠道微生物群落之间可能有极大不同。再换而言之，健康的肠道微生物菌落具有多种不同的形式。

这一切意味着现今还没有快速分析肠道微生物种类的方法，例如通过你的普氏菌杆菌或者厚壁菌的比例来评估你的肠－脑轴的完整性和健康状况。这也意味着，真的不可能提供一个确切的放之四海而皆准的建议——食用哪种益生菌或采取哪种饮食干预能够提供特定的健康益处。

但是，肠道微生物的不同种群可以产生非常相似的代谢物。这提示我们，未来肠道微生物群的健康与否不是简单地通过寻找特定的微生物种群，而且要通过哪些基因表达和哪个代谢途径的活跃程度来评价。

我们不能奢望只依赖于简单的干预措施就改善你的肠道微生物群（例如特殊膳食），而不注意其他影响肠道微生物群功能的因素，比如与压力有关的不健康的肠道反应、发怒以及焦虑。同时不应当抱有饮用富含益生菌的酸奶就可以继续高脂肪低纤维膳食模式的想法，或者尝试短时间食用泡菜，或完全不吃全谷物、复杂的碳水化合物或膳食谷蛋白。只依靠这些干预措施都不会改善长期受损的肠道与大脑之间的联系。如果你没有乳糜泻的症状，但是你却采取了无谷蛋白膳食模式，这会让价值数十亿美元的无谷蛋白食品加工业兴奋异常，但这很可能不会对你的健康有什么持久的影响。现代科学提醒我们，只是改变你的饮食是远远不够的，你还应当调整你的生活方式。

什么时候进行健康优化

肠－微生物－脑轴最容易受到干扰的 3 个时期是：孕期到婴儿期（围产期）、成人期和老年期。目前，科学界一致认为在子宫内开始发育的生命早期，对我们长期的健康和良好状态至关重要。

我们的肠－微生物－脑的相互作用形成于我们的生命早期，即从出生之前到 18 岁之间，这种联系是通过我们与世界的相互作用形成的，包括社会心理、饮食以及像抗生素、食品添加剂和人工甜味剂等这些食品中的化学物质。生命早期，从出生之前到 3 岁这段时期，是肠道微生物群结构形成的关键时期。肠道微生物群和大脑环路在这段时期同时发育，而且在这段时期的变化也会持续一生。肠道感觉以及与情绪相关的感觉被传送到你大脑的数据库，并依此来塑造你生活中的基本情绪、气质，以及形成有益且可以靠直觉做出决定的能力。

而在整个成年生活中，我们吃的东西和感受都会影响到我们的肠道微生物群和肠道中其他关键成分（如免疫细胞、激素、血清素细胞和感觉神经末梢等）之间的化学反应。这些"肠道小组成员"将会向大脑发出反馈信号，影响我们的食欲、应激性、感觉以及我们依靠直觉做出的决定。同时，我们的情绪及与其相关的肠道反应会对我们肠道中复杂的相互作用产生深远的影响，并且也会影响肠道将什么样的信息发送到大脑。

改变肠－微生物－脑之间相互作用的后果可能直到老年才会显现，然而那时我们肠道微生物群的多样性和恢复力都大大降低了。随之，我们易于罹患神经退行性脑部疾病，如阿尔茨海默病或者帕金森病。为了预防这些毁灭性的疾病，在脑损伤表现严重症状之前，我们需要关注我们在生命早期该怎样对待我们的肠－微生物－脑轴。

锁定肠道微生物，改善健康

当我们迅速解开微生物、肠道和神经系统之间复杂的化学反应的奥秘时，我们也就获取了如何运用这些知识来改善人体健康有价值的信息。

　　但是，在给出有充足证据的建议时，我们还有重要的研究性问题要回答。大卫·雷尔曼，一位斯坦福大学的微生物学家，最近把这些重要的问题总结了出来：在出生后决定人们肠道微生物群落结构的最重要的过程和因素是什么？孩童时期肠道微生物群落的组成会影响成年时期的健康或者疾病状态吗？影响肠道微生物群稳定性和恢复力最重要的因素是什么？怎么样让你的肠道更加稳定以及具有更强的恢复力，在恢复力和稳定性不好时怎样恢复健康？为了回答这些问题，我们需要精心设计临床实验，并评估多个可能相关的疾病因素，包括微生物。

　　沿着这条思路思考，如果我们能够评估人体肠道微生物群的概貌及其产生的信号分子，我们就能够预测它对抗生素、压力、饮食以及其他破坏稳定性因素的敏感性，同时设计合理的个人治疗方案来预防疾病，或者通过调整生活方式、膳食干预以及未来的某种医疗手段来恢复肠道微生物群的健康。最近的研究显示：以多重个人因素（包括肠道微生物群的构成）为基础来制定的膳食推荐建议改善了餐后血糖。

　　我们也许还可以发现预示身体或大脑未来疾病的早期微生物征兆。通过分析粪便样品的肠道微生物群可能会成为卫生保健的一个强大的筛查工具。这些有助于发现特定的疾病及其易感性，包括我们所知甚少的肠－脑疾病，例如自闭症、帕金森病、阿尔茨海默病和抑郁症。

　　新的疗法同样有可能付诸实施。微生物学家和初创公司的 CEO 们正全力使用新的计算工具来开发针对人体肠道微生物体系的新型治疗手段。他们已经在人类微生物群中发现了大量新的候选药物。同时也希望运用基因工程得到的益生菌来调整患者的肠道微生物群体系结构的专利来治疗多种疾病，包括焦虑、抑郁和肠－脑紊乱症，如肠易激综合征或者慢性便秘。但是，这实施起来远比说起来困难得多。肠道微生物群由多种相互作用的菌种构成，这就导致在不影响整体菌群生态平衡的前提下很难控制、增添或针对某个菌种而开展治疗工作。在遥远的未来，我们可以利用昂贵的纳米技术和基因工程改造益生菌的这些新疗法来操纵自己的菌群，可以在一个复杂的菌群生态系统中对单个微生物种类进行操作，但是对现在而言，这些方法还不可行。

相比而言，现在有些方法花费不大且同样可行。在最新的科学杂志上，牛津大学的乔纳斯·施吕特（Jonas Schluter）和凯文·福斯特（Kevin Foster）提出：我们可以充当"生态系统工程师"，调控对我们有益的微生物群落的一般特点与系统特点。这意味着你要对微生物的系统建设计划有一个基本的了解，同时，还应该始终怀疑那些简单的优化健康的方案。

我们如何才能做到这些呢？

用天然、有机的方法"经营"你的肠道微生物农场。将你的肠道微生物群落想象成一个农场，把微生物想象成农场中的动物，然后决定怎样喂养它们才能优化它们的多样性、稳定性和健康状态，并优化影响我们大脑的有益信号分子的产生。你明确知道含有潜在有害的化学物或者不健康添加剂，你会用这些喂养肠道微生物吗？所以第一步就是控制饮食。当你下次去超市的时候，就会更多考虑午餐是否应该吃快餐，或者是否要购买甜点了。

减少膳食中动物脂肪的摄入。在典型的北美膳食中，所有的动物脂肪，无论是可见的还是隐藏在加工食物中的，它们对健康都是有害的。脂肪的摄入是你腰围增粗的一个重要原因。最新的数据显示，加工肉类食品，尤其是高脂肪的加工肉类会增加患恶性肿瘤的风险，包括乳腺癌、前列腺癌和结肠癌。高动物脂肪食物的摄入也会损伤大脑，越来越多的证据表明，饮食中脂肪的摄入可以改变肠道微生物群，并通过肠道免疫系统向大脑传递信号分子，进而使我们的神经系统发生结构性和功能性的改变。由于我们的肠－脑轴没有进化出相应的能力来调节每日脂肪和糖类摄入的不平衡，并且高脂饮食会开启破坏饮食行为恶性循环，这个循环会损害大脑健康，请警惕这些不良后果！

最大化地提高肠道微生物的多样性。如果你想最大化地提高肠道微生物群的多样性、恢复力，降低患脑慢性疾病的风险，那么就按照营养学家、老年心脏病专家、公共卫生官员的建议，除了吃适量主要来自鱼类和家禽等低脂肪的肉类以外，还要增加富含不同种类的植物纤维益生元食物的摄入，以及增加摄入我们今天所知道的有益于肠道微生物多样性增加的食物组合。

生活在亚马孙雨林的土著人知道几百种可食和药用的植物，食用多种多样的野生动物制品。千百年来，我们的肠道感应机制已经进化到可以识别并编码大量的营养与药用植物信号。肠道感应器的数量相当惊人，它们可以对多种草本植物和植物化学物做出反应：从芥末到辣椒，从薄荷味到甜味和苦味，这仅仅是其中的一部分。我们知道来自于这些草药和食物的信号传递到大脑和肠神经系统，这可能会对我们的消化和感觉的方式产生重要的影响。如果它们对健康没有益处，大自然就不会用几百万年的进化过程产生这些机制了。

学会倾听你的肠道，这意味着你要明白你的肠道系统已经发展成一个能够处理大量的蔬菜、水果和其他植物来源的食物以及少量的动物蛋白的复杂系统，而它在处理所有的脂肪、糖及食品工业中加工食品的添加剂的时候是非常艰难的。除非你被诊断出严重的潜在疾病，比如特定的食物过敏，如海鲜、花生过敏或者乳糜泻，尽量避免限制自然食物种类的极端饮食，尤其是不要限制以自然植物为基础的饮食。在高度多样性食物的基本指导原则下，以植物性食物为主设计适合你自己的饮食。

避免食用批量生产加工的食品，食用尽可能多的有机食品。遵循迈克尔·波伦在他的新书《吃的法则》（*Food Rules*）中提出的建议，只买市场上一看就是食物的食物，如果它们不像食物，那么它们很可能含有对大脑有害的食品添加剂，例如人工甜味剂、乳化剂、果葡糖浆和谷朊粉，而这些人工食品只是冰山的一角。出于同样的原因，当心在超市购买的食物的潜在有害成分。阅读食品标签以及找出食品的成分和添加剂，并试着找出它们的来源。如果你经常这样做，你会惊讶地发现你所购买的鱼类和禽肉的产出国竟没有注明这些动物的饲养方式，以及它们所吃的饲料，以及包装上号称"低脂"的薯条也没有标明有多少能量。

现代食品生产者摒弃了微生物世界的复杂性和自然多样性的重要原则，而是选择了产量和利润最大化的原则。肉牛、肉禽、鱼和海产品的工业化养殖、大量使用抗生素和化学品都违背了生态系统的可持续性发展原则。此外，这些牲畜农场和养鱼场产生的废物和它们产生的抗药性微生物也会危害周围的栖息地。最终，这些产物会破坏生态系统，无论是水、土壤或空气，这些产物都会以它们的方式找到你，然后对你的健康产生潜在的威胁。

土壤、植物和农场动物胃肠道中的微生物多样性的减少可能最终伤害到我们人类自己的肠道微生物群和神经系统。记住，用于种植转基因食品的杀虫剂可能不会直接伤害我们的身体，但它们可能会影响我们肠道微生物群的功能和健康，以及它们与脑之间的相互作用。在大量生产的肉类和海产品中残留的低剂量抗生素同样也会如此。

多吃发酵食物和益生菌。虽然科学仍在发展，但是最大限度地定期摄入的发酵食品和保持肠道微生物多样性的各类益生菌还是明智的，特别是处在压力下、摄入抗生素和老年期的状态时。所有的发酵食品都含有的益生菌——活的微生物都具有潜在的健康益处。发酵乳制品、饮料或药片中含有的一些商业上添加的益生菌对健康的益处已经得到了证实。但不幸的是，市场上仍有以各种各样的形式存在的产品，厂商含糊地宣扬它们对健康有益。但其实对于大部分产品而言，我们甚至不知道是否有足够的活菌体能到达小肠和大肠而发挥他们所宣称的健康益处。但是，人们食用天然发酵并且未经高温消毒的食物已经有好几百年的历史了，在你的日常饮食中就有一些，如韩国泡菜、德国泡菜和味噌汤，这只是其中的一部分。多种多样的发酵乳产品也都能提供益生元，像开菲尔、不同类型的酸奶及上百种的奶酪。我提倡食用低脂肪、低糖和不含乳化剂、人工色素及人工甜味剂的产品。

如果你食用发酵乳制品，如富含益生元的酸奶，那么你就可以给自己的微生物提供一条获取益生元的重要途径（如我们在前一章所讨论的牛奶中的低聚糖），如果你食用发酵的蔬菜，你就会给你的肠道微生物提供另一种形式的益生元，如来自复杂植物碳水化合物的膳食纤维。作为成年人，你所食用的益生菌不可能成为你肠道微生物群永久的一部分，但是，经常摄入益生菌可以帮助你的身体在糟糕的状态下依旧保持肠道微生物群的多样性，还可以使肠道微生物群的代谢产物模式正常化。

注意产前的营养与压力。如果你是一个育龄期妇女，要切记，你的饮食也会影响到你的孩子，从怀孕到分娩再到哺乳期，直到孩子3岁，他的肠道微生物群才能完全建立。母亲的肠道微生物群的代谢底物会影响胎儿的大脑发育，膳食引起的肠－微生物－脑轴的炎症也可能会损害胎儿的大脑发育。事实上，怀孕期间的全身炎症是大脑疾病（如自闭症和精神分裂症）的主要危险因素，而由母亲高脂肪饮食导致的低水平炎症可能会以更微妙的方式对胎儿大脑发育产生不利的影响。另外一方面，妊娠期压力或在幼儿发育过程中母亲的压力会对孩子的大脑和肠道的发育产生消极的影响，常会诱发孩童行为方面的问题。

食用小份食物。这样会限制你能量的摄入量，使其既能维持机体的新陈代谢所需，又没有过多的积累，同时减少脂肪的摄入。当食用包装食品时，请注意标签上推荐的食用量。薯片包装袋上的能量值看起来似乎合理，但是这指的是吃几片薯片而已，如果吃一整袋就可能比你预计要吃的热量和脂肪多得多了。

通过禁食来调整你的肠道微生物群。周期性禁食是几千年来许多文化、宗教和治疗传统的一个组成部分，长期的禁食习惯可能对大脑功能和健康有积极的影响。对禁食益处的一种流行解释是，禁食可以通过去除有毒、有害的物质来清洁肠道和身体。尽管人们一直坚信这一点，但是，这个假说几乎没有科学依据。但是，基于我们对肠－微生物－脑轴相互作用的了解，禁食可能会对你的肠道微生物群的组成和功能及大脑产生某些深刻的影响。

回想一下，当你的胃是空的，它以周期性高振幅的收缩，缓慢但有力地从食道"排扫"到结肠末端。同时，胰腺和胆囊分泌释放消化液。这种反射的综合效应称为移行性复合运动，类似于每周邻里清扫街道的活动。我们还不知道这种"街道清扫"对我们的肠道微生物群有什么影响，或者是否改变了它们产生的代谢产物。但是，研究充分证明，它可以把微生物从含有微生物较少的小肠移动到大量微生物生活的结肠中。当人们的移行性复合运动不活跃时，微生物会在小肠内过度繁殖，这种现象被称为小肠微生物过度生长。这将导致腹部的不适、腹胀及排便习惯的改变。我们不知道禁食是否也会减少大肠菌群的数量，靠近肠道内侧的菌群是否也会受到影响。

禁食可能会重置肠道内许多对肠－脑交流很重要的感觉机制。这包括使我们产生饱腹感的、控制食欲的主要机制。肠道中一天或多天无脂肪摄入将使迷走神经末梢恢复或降低对食欲激素的敏感性，如胆囊收缩素或瘦素，也可以使下丘脑的敏感性恢复正常。

在压力、发怒或者悲伤时不进食。为了保持肠道微生物群处于最佳状态，喂养肠道微生物只是一半的工作。我们已经认识到，情绪会对肠道和以肠道反应形式存在的微生物环境产生深远的影响。消极的情绪状态，将会使肠－微生物－脑轴在一些方面失去平衡，它会使你的肠道变得脆弱，激活肠道的免疫系统，引起肠壁内壁的分泌细胞释放信号分子，如应激激素（去甲肾上腺素）和血清素。消极情绪也可以减少肠道微生物群落的重要组成成分，特别是乳酸杆菌和双歧杆菌。这些情况会显著改变肠菌群的行为，而这些行为变化可能影响微生物群落构成，微生物分解食物成分的过程，以及它们向大脑传递的代谢产物。

基于这些原因，无论你在整个食品市场选择食物时多么的谨慎，多么相信最新的时尚饮食对人健康的益处，但是如果压力、愤怒、悲伤或焦虑的情绪总是出现在你的餐桌上，它们毁掉的不仅仅是一顿饭：在你情绪较坏的时候进食，也会对你的肠道和大脑产生危害。想想弗兰克，因为在一个陌生的餐馆，看到餐厅距离厕所较近就会失去食欲；或比尔，在压抑状态下会不由自主地呕吐。而如果你未意识到自身处于压力或者消极情绪中时，它可能会诱导你寻求可口的食物，即使这种食物是不健康的。

考虑到以上种种情况，在你坐下吃东西之前，请检查一下你的身体和思想，调整你的情绪。如果你感到压力、焦虑或愤怒，就尽量避免进食，防止其导致肠道的混乱。

此外，如果你一直是一个焦虑的人，或是患有焦虑症或抑郁症，这些负面情绪对肠道微生物活动方面的影响在消化你的剩饭剩菜时会更加明显，即使你意识到这种情况，也可能很难去改变它。在这种情况下，我们应当谨慎地寻求医生或精神科医生的帮助来治疗这类常见疾病。

一起进餐。正如消极情绪对你的肠－微生物－脑轴有害，快乐、开心以及亲密感都可能是有益的。如果你在进食的时候处于兴奋状态，你的大脑将会发送信号到你的肠道，你可以把这种信号看成是某种特殊物质，它会使你觉得饭菜更加美味，并使你的菌群非常愉悦。我猜想，当你的肠道微生物愉悦时会分泌一系列有益于大脑的物质。正如某些科学文章的作者重点提出的地中海膳食模式一样，地中海饮食所带来的健康益处可能来自那些坚持这种饮食习惯国家的社会关系和生活方式。由此产生的亲密感和幸福感肯定会影响肠道微生物对你所吃的食物的反应。

在检查你自己的身体和感觉之后，尝试切换到一个积极的情绪状态，并体验这种转变对你的总体良好状态带来的不同。许多方法在这方面是有效的，包括认知行为疗法、催眠、自我放松和正念减压方法。每次吃饭你都会感受这样做的好处，或者你会注意到随着时间的推移而带来的更多益处。

成为倾听你肠道直觉的专家

正念减压法可以帮助你感受到肠道直觉，并减少对肠道直觉的消极记忆的影响。这种方法可以帮你减少患肠-脑轴相关疾病的可能性。

正念冥想通常就是"不带评判地关注当下的经历"。为了更加专注，你必须掌握 3 个相互关联的技能：学会专注并保持当下的注意力，提升自我调节情绪的能力和发展更强大的自我意识。在正常情况下，大多数到达你大脑的身体信号都是不被察觉的。正念冥想的一个关键是学会更加了解身体的感觉，包括与腹式呼吸有关的感觉，以及与消化系统状态有关的感觉。通过更多地了解与或好或坏的肠道反应有关的感觉，你可以更好地调节自己的情绪。根据大脑功能成像的研究，包括那些由我的同事柯尔斯顿·蒂利希进行的研究，冥想会影响关键的大脑区域，从而帮你注意到你周围的事物和正在你身上发生的事件，并对此做出价值判断。这也会引起大脑几个区域结构的改变，包括与身体意识、记忆、情绪调节有关的区域，以及左半脑和右半脑之间的解剖学联系的改变。

保持脑和肠道微生物群处于健康的状态

当然，有明确的证据表明定期锻炼可以促进健康，想不通过锻炼就达到最佳的健康状态是不现实的。有氧运动对大脑结构和功能确实有良好的影响，如减缓年龄相关的大脑皮质厚度的下降速度、改善认知功能、降低应激反应。对于大脑、肠道及其微生物之间密切的相互作用，我坚信，规律的锻炼对大脑健康的益处会以健康肠道微生物群的方式体现出来。

如何以及用什么来喂养肠道微生物群

- ⊙ 为了最大限度地提高肠道微生物的多样性，要定期最大限度地摄入天然发酵的食品和益生菌。
- ⊙ 通过选择营养更为均衡的饮食来降低你患肠道炎症的概率。
  - ● 减少日常膳食中动物脂肪的摄入量。
  - ● 尽可能避免食用大批量生产和加工的食品，并且选择有机食品。
- ⊙ 食用小份食物。
- ⊙ 注意产前营养。
- ⊙ 减压和练习正念冥想。
- ⊙ 当你处于压力、发怒或悲伤状态下，避免进食。
- ⊙ 享受食物和社会交往的乐趣。
- ⊙ 善于倾听你肠道的直觉。

人类着迷于探索太空和浩瀚的海洋，但是，似乎直到最近，却发现我们完全忽略了我们自己身体里的复杂系统。虽然这个系统对我们的健康和良好状态的影响还有很多需要探究学习的地方，但是新兴科学已经对我们的思想和身体产生了重大的影响。

肠－微生物－脑轴将我们的大脑健康与食物本身、种植和处理食物的方式、服用的药物、我们来到这个世界的方式以及我们和微生物相互作用的方式结合在一起。现在，我们开始理解这种奇妙的普遍联系的复杂性，我们作为人类只是其中很小的一部分。我相信，我们将会以前所未有的视角去看待我们的健康、我们自己以及我们周围的世界。

这种观念的改变将使我们从追求治愈疾病转换到实现最佳健康的方式。它将使我们告别花费数十亿元且危险的癌症治疗方法，告别损伤胃肠道的治疗肥胖的手术，告别以昂贵的长期支持性措施来应对认知能力下降的影响。它将使我们不再是一个不断接受加量药物的被动接受者，而使我们成为生态系统的工程师，承担起构建肠－脑轴的最佳功能的任务，以最佳健康为目标，用知识、力量以及动力使我们的肠－微生物－脑的相互作用达到最高的效率。

致　谢

　　我受益于许多人的帮助，他们是我写这本书的动力。我感谢我的患者，他们几十年生活中的例子使我明白了肠－脑相互作用对健康或者疾病的重要性。感谢我的同事和研究团队一直在陪伴我研究肠－微生物－脑的相互作用。感谢保罗·贝尔（Paul Bell）、苏·斯莫利（Sue Smalley）和巴布·纳特森（Barb Natterson），他们鼓励我来写这本书，并帮助我完成写作。感谢罗布·莱默逊（Rob Lemelson）和马尔科·卡瓦列里，他们慷慨地提供了美丽的空间让我进行创作。感谢丹·费波（Dan Ferber）的宝贵建议和帮助，帮我把这个生硬的科学研究描述改造成为轻松、可读和娱乐性的文字，以及感谢桑德拉·布雷克斯里（Sandra Blakesley）、比利·戈登（Billi Gordon）和罗伊斯·弗利平（Royce Flippin）提出的创造性意见。感谢马克·莱特（Mark Lyte）在肠道微生物信号的总体历史上所给予的珍贵意见。感谢马尔科·卡瓦列里和南希·查菲（Nancy Chaffee）有关地中海膳食模式的实际建议。感谢凯瑟琳·考尔斯（Catherine Cowles），我的经纪人，她向我介绍了出版商和广大的读者，感谢朱利·威尔（Julie Will），我在 HarperWave 的编辑，她把她的信仰融入本书中并在编辑的整个过程中为我提供了宝贵的意见。感谢乔恩·李（Jon Lee），他为本书制作了插图。最后但同样重要的是，感谢我的妻子米诺（Minou），她不仅仅鼓励并帮我度过写作过程中的困难时期，在过去的一年里，她还包容了我这个"缺席"的丈夫。

参 考 文 献

Aagaard, Kjersti, Jun Ma, Kathleen M. Antony, Radhika Ganu, Joseph Petrosino, and James Versalovic. "The Placenta Harbors a Unique Microbiome." *Science Translational Medicine* 6 (2014): 237ra65.

Abell, Thomas L., Kathleen A. Adams, Richard. G. Boles, Athos Bousvaros, S. K. F. Chong, David R. Fleisher, William L. Hasler, et al. "Cyclic Vomiting Syndrome in Adults." *Neurogastroenterology and Motility* 20 (2008): 269–84.

Aksenov, Pavel. "Stanislav Petrovic: The Man Who May Have Saved the World." BBC News, September 26, 2013. http://www.bbc.com/news/world-europe-24280831.

Albenberg, Lindsey G., and Gary D. Wu. "Diet and the Intestinal Microbiome: Associations, Functions, and Implications for Health and Disease." *Gastroenterology* 146 (2014): 1564–72.

Alcock, Joe, Carlo C. Maley, and C. Athena Aktipis. "Is Eating Behavior Manipulated by the Gastrointestinal Microbiota? Evolutionary Pressures and Potential Mechanisms." *Bioessays* 36 (2014): 940–49.

Allman, John M., Karli K. Watson, Nicole A. Tetreault, and Atiya Y. Hakeem. "Intuition and Autism: A Possible Role for Von Economo Neurons." *Trends in Cognitive Neurosciences* 9 (2005): 367–73.

Almy, Thomas P., and Maurice Tulin. "Alterations in Colonic Function in Man Under Stress. I. Experimental Production of Changes Simulating the Irritable Colon." *Gastroenterology* 8 (1947): 616–26.

Aziz, Imran, Marios Hadjivassiliou, and David S. Sanders. "The Spectrum of Noncoeliac Gluten Sensitivity." *Nature Reviews Gastroenterology and Hepatology* 12 (2015): 516–26.

Baeckhed, Fredrik, Josefine Roswall, Yangqing Peng, Qiang Feng, Huijue Jia, Petia Kovatcheva-Datchary, Yin Li, et al. "Dynamics and Stabilization of the Human Gut Microbiome During the First Year of Life." *Cell Host and Microbe* 17 (2015): 690–703.

Bailey, Michael T., Gabriele R. Lubach, and Christopher L. Coe. "Prenatal Stress Alters Bacterial Colonization of the Gut in Infant Monkeys." *Journal of Pediatric Gastroenterology and Nutrition* 38 (2004): 414–21.

Bailey, Michael T., Scot E. Dowd, Jeffrey D. Galley, Amy R. Hufnagle, Rebecca G. Allen, and Mark Lyte. "Exposure to a Social Stressor Alters the Structure of the Intestinal Microbiota: Implications for Stressor-Induced Immunomodulation." *Brain, Behavior and Immunity* 25 (2011): 397–407.

Bercik, Premysl, Emmanuel Denou, Josh Collins, Wendy Jackson, Jun Lu, Jennifer Jury, Yikang Deng, et al. "The Intestinal Microbiota Affect Central Levels of Brain-Derived Neurotropic Factor and Behavior in Mice." *Gastroenterology* 141 (2011): 599–609, 609.e1–3.

Berdoy, Manuel, Joanne P. Webster, and David W. Macdonald. "Fatal Attraction in Rats Infected with Toxoplasma gondii." *Proceedings of the Royal Society B: Biological Sciences* 267 (2000): 1591–94.

Bested, Alison C., Alan C. Logan, and Eva M. Selhub. "Intestinal Microbiota, Probiotics and Mental Health: From Metchnikoff to Modern Advances: Part II—Contemporary Contextual Research." *Gut Pathogens* 5 (2013): 3.

Binder, Elisabeth B., and Charles B. Nemeroff. "The CRF System, Stress, Depression, and Anxiety: Insights from Human Genetic Studies." *Molecular Psychiatry* 15 (2010): 574–88.

Blaser, Martin. *Missing Microbes*. New York: Henry Holt, 2014.

Braak, Heiko, U. Rüb, W. P. Gai, and Kelly Del Tredici. "Idiopathic Parkinson's Disease: Possible Routes by Which Vulnerable Neuronal Types May Be Subject to Neuroinvasion by an Unknown Pathogen." *Journal of Neural Transmission (Vienna)* 110 (2003): 517–36.

Bravo, Javier A., Paul Forsythe, Marianne V. Chew, Emily Escaravage, Hélène M. Savignac, Timothy G. Dinan, John Bienenstock, and John F. Cryan. "Ingestion of Lactobacillus Strain Regulates Emotional Behavior and Central GABA Receptor Expression in a Mouse via the Vagus Nerve." *Proceedings of the National Academy of Sciences USA* 108 (2011): 16050–55.

Bronson, Stephanie L., and Tracy L. Bale. "The Placenta as a Mediator of Stress Effects on Neurodevelopmental Reprogramming." *Neuropsychopharmacology* 41 (2016): 207–18.

Buchsbaum, Monte S., Erin A. Hazlett, Joseph Wu, and William E. Bunney Jr. "Positron Emission Tomography with Deoxyglucose-F18 Imaging of Sleep." *Neuropsychopharmacology* 25, no. 5 Suppl (2001): S50–S56.

Caldji, Christian, Ian C. Hellstrom, Tie-Yuan Zhang, Josie Diorio, and Michael J. Meaney. "Environmental Regulation of the Neural Epigenome." *FEBS Letters* 585 (2011): 2049–58.

Cani, Patrice D., and Amandine Everard. "Talking Microbes: When Gut Bacteria Interact with Diet and Host Organs." *Molecular Nutrition and Food Research* 60 (2016): 58–66.

Champagne, Frances, and Michael J. Meaney. "Like Mother, like Daughter: Evidence for Non-Genomic Transmission of Parental Behavior and Stress Responsivity." *Progress in Brain Research* 133 (2001): 287–302.

Chassaing, Benoit, Jesse D. Aitken, Andrew T. Gewirtz, and Matam Vijay-Kumar. "Gut Microbiota Drives Metabolic Disease in Immunologically Altered Mice." *Advances in Immunology* 116 (2012): 93–112.

Chassaing, Benoit, Omry Koren, Julia K. Goodrich, Angela C. Poole, Shanthi Srinivasan, Ruth E. Ley, and Andrew T. Gewirtz. "Dietary Emulsifiers Impact the Mouse Gut Microbiota Promoting Colitis and Metabolic Syndrome." *Nature* 519 (2015): 92–96.

Chu, Hiutung, and Sarkis K. Mazmanian. "Innate Immune Recognition of the Microbiota Promotes Host-Microbial Symbiosis." *Nature Immunology* 14 (2013): 668–75.

Collins, Stephen M., Michael Surette, and Premysl Bercik. "The Interplay Between the Intestinal Microbiota and the Brain." *Nature Reviews Microbiology* 10 (2012): 735–42.

Costello, Elizabeth K., Keaton Stagaman, Les Dethlefsen, Brendan J. M. Bohannan, and David A. Relman. "The Application of Ecological Theory Toward an Understanding of the Human Microbiome." *Science* 336 (2012): 1255–62.

Coutinho, Santosh V., Paul M. Plotsky, Marc Sablad, John C. Miller, H. Zhou, Alfred I. Bayati, James A. McRoberts, and Emeran A. Mayer. "Neonatal Maternal Separation Alters Stress-Induced Responses to Viscerosomatic Nociceptive Stimuli in Rat." *American Journal of Physiology—Gastrointestinal and Liver Physiology* 282 (2002): G307–16.

Cox, Laura M., Shingo Yamanashi, Jiho Sohn, Alexander V. Alekseyenko, Jacqueline M. Young, Ilseung Cho, Sungheon Kim, Hullin Li, Zhan Gao, Douglas Mahana, Jorge G. Zarate Rodriguez, Arlin B. Rogers, Nicolas Robine, P'ng Loke, and Martin Blaser. *Cell* 158 (2014): 705–721.

Coyte, Katherine Z., Jonas Schluter, and Kevin R. Foster. "The Ecology of the Microbiome: Networks, Competition, and Stability." *Science* 350 (2015): 663–66.

Craig, A. D. How *Do You Feel? An Interoceptive Moment with Your Neurobiological Self.* Princeton, NJ: Princeton University Press, 2015.

———. "How Do You Feel—Now? The Anterior Insula and Human Awareness." *Nature Reviews Neuroscience* 10 (2009): 59–70.

———. "Interoception and Emotion: A Neuroanatomical Perspective." In *Handbook of Emotions,* 3rd ed. Edited by Michael Lewis, Jeannette M. Haviland-Jones, and Lisa Feldman Barrett, 272–88. New York: Guilford Press, 2008.

Critchley, Hugo D., Stefan Wiens, Pia Rotshtein, Arne Öhman, and Raymond J. Dolan. "Neural Systems Supporting Interoceptive Awareness." *Nature Neuroscience* 7 (2004): 189–95.

Cryan, John F., and Timothy G. Dinan. "Mind-Altering Microorganisms: The Impact of the Gut Microbiota on Brain and Behaviour." *Nature Reviews Neuroscience* 13 (2012): 701–12.

Damasio, Antonio. *Descartes' Error: Emotion, Reason, and the Human Brain.* New York: Putnam, 1996.

———. *The Feeling of What Happens: Body and Emotion in the Making of Consciousness.* New York: Harcourt Brace, 1999.

Damasio, Antonio, and Gil B. Carvalho. "The Nature of Feelings: Evolutionary and Neurobiological Origins." *Nature Reviews Neuroscience* 14 (2013): 143–52.

David, Lawrence A., Corinne F. Maurice, Rachel N. Carmody, David B. Gootenberg, Julie E. Button, Benjamin E. Wolfe, Alisha V. Ling, et al. "Diet Rapidly and Reproducibly Alters the Human Gut Microbiome." *Nature* 505 (2014): 559–63.

De Lartigue, Guillaume, Claire Barbier de La Serre, and Helen E Raybould. "Vagal Afferent Neurons in High Gat Diet-Induced Obesity: Intestinal Microflora, Gut Inflammation and Cholecystokinin." *Physiology and Behavior* 105 (2011): 100–105.

De Palma, Giada, Patricia Blennerhassett, J. Lu, Y. Deng, A. J. Park, W. Green, E. Denou, et al. "Microbiota and Host Determinants of Behavioural Phenotype in Maternally Separated Mice." *Nature Communications* 6 (2015): 7735.

Diaz-Heijtz, Rochellys, Shugui Wang, Farhana Anuar, Yu Qian, Britta Björkholm, Annika Samuelsson, Martin L. Hibberd, Hans Forssberg, and Sven Petterssonc. "Normal Gut Microbiota Modulates Brain Development and Behavior." *Proceedings of the National Academy of Sciences USA* 108 (2011): 3047–52.

Dinan, Timothy G., and John F. Cryan. "Melancholic Microbes: A Link Between Gut Microbiota and Depression?" *Neurogastroenterology and Motility* 25 (2013): 713–19.

Dinan, Timothy G., Catherine Stanton, and John F. Cryan. "Psychobiotics: A Novel Class of Psychotropic." *Biological Psychiatry* 74 (2013): 720–26.

Dorrestein, Pieter C., Sarkis K. Mazmanian, and Rob Knight. "Finding the Missing Links Among Metabolites, Microbes, and the Host." *Immunity* 40 (2014): 824–32.

Ernst, Edzard. "Colonic Irrigation and the Theory of Autointoxication: A Triumph of Ignorance over Science." *Journal of Clinical Gastroenterology* 24 (1997): 196–98.

Fasano, Alessio, Anna Sapone, Victor Zevallos, and Detlef Schuppan. "Nonceliac Gluten Sensitivity." *Gastroenterology* 148 (2015): 1195–1204.

Flint, Harry J., Karen P. Scott, Petra Louis, and Sylvia H. Duncan. "The Role of the Gut Microbiota in Nutrition and Health." *Nature Reviews Gastroenterology and Hepatology* 9 (2012): 577–89.

Francis, Darlene D., and Michael J. Meaney. "Maternal Care and the Development of the Stress Response." *Current Opinion in Neurobiology* 9 (1999): 128–34.

Furness, John B. "The Enteric Nervous System and Neurogastroenterology." *Nature Reviews Gastroenterology and Hepatology* 9 (2012): 286–94.

Furness, John B., Brid P. Callaghan, Leni R. Rivera, and Hyun-Jung Cho. "The Enteric Nervous System and Gastrointestinal Innervation: Integrated Local and Central Control." *Advances in Experimental Medicine and Biology* 817 (2014): 39–71.

Furness, John B., Leni R. Rivera, Hyun-Jung Cho, David M. Bravo, and Brid Callaghan. "The Gut as a Sensory Organ." *Nature Reviews Gastroenterology and Hepatology* 10 (2013): 729–40.

Gershon, Michael D. "5-Hydroxytryptamine (Serotonin) in the Gastrointestinal Tract." *Current Opinion in Endocrinology, Diabetes and Obesity* 20 (2013): 14–21.

———. *The Second Brain.* New York: HarperCollins, 1998.

Groelund, Minna-Maija, Olli-Pekka Lehtonen, Erkki Eerola, and Pentti Kero. "Fecal Microflora in Healthy Infants Born by Different Methods of Delivery: Permanent Changes in Intestinal Flora after Cesarean Delivery." *Journal of Pediatric Gastroenterology and Nutrition* 28 (1999): 19–25.

Grupe, Dan W., and Jack B. Nitschke. "Uncertainty and Anticipation in Anxiety: An Integrated Neurobiological and Psychological Perspective." *Nature Reviews Neuroscience* 14 (2013): 488–501.

Gu, Yian, Adam M. Brickman, Yaakov Stern, Christina G. Habeck, Qolamreza R. Razlighi, Jose A. Luchsinger, Jennifer J. Manly, Nicole Schupf, Richard Mayeux, and Nikolaos Scarmeas. "Mediterranean Diet and Brain Structure in a Multiethnic Elderly Cohort." *Neurology* 85 (2015): 1744–51.

Hamilton, M. Kristina, Gaëlle Boudry, Danielle G. Lemay, and Helen E. Raybould. "Changes in Intestinal Barrier Function and Gut Microbiota in High-Fat Diet-Fed Rats Are Dynamic and Region Dependent." *American Journal of Physiology—Gastrointestinal and Liver Physiology* 308 (2015): G840–51.

Henry J. Kaiser Family Foundation. "Health Care Costs: A Primer. How Much Does the US Spend on Health Care and How Has It Changed." May 1, 2012. http: //kff.org/report-section/health-care-costs-a-primer-2012-report/.

———. "Snapshots: Health Care Spending in the United States and Selected OECD Countries." April 12, 2011. http://kff.org/health-costs/

issue-brief/snapshots-health-care-spending-in-the-united-states-selected-oecd-countries/.

Hildebrandt, Marie A., Christian Hoffman, Scott A. Sherrill-Mix, Sue A. Keilbaugh, Micah Hamady, Ying-Yu Chen, Rob Knight, Rexford S. Ahima, Frederic Bushman, and Gary D. Wul. "High-Fat Diet Determines the Composition of the Murine Gut Microbiome Independently of Obesity." *Gastroenterology* 137 (2009): 1716–24.e1–2.

House, Patrick K., Ajai Vyas, and Robert Sapolsky. "Predator Cat Odors Activate Sexual Arousal Pathways in Brains of Toxoplasma gondii Infected Rats." *PLoS One* 6 (2011): e23277.

Hsiao, Elaine Y. "Gastrointestinal Issues in Autism Spectrum Disorder." *Harvard Review of Psychiatry* 22 (2014): 104–11.

Human Microbiome Consortium. "A Framework for Human Microbiome Research." *Nature* 486 (2012): 215–21.

Iwatsuki, Ken, R. Ichikawa, A. Uematsu, A. Kitamura, H. Uneyama, and K. Torii. "Detecting Sweet and Umami Tastes in the Gastrointestinal Tract." *Acta Physiologica (Oxford)* 204 (2012): 169–77.

Jaenig, Wilfrid. *The Integrative Action of the Autonomic Nervous System: Neurobiology of Homeostasis.* Cambridge: Cambridge University Press, 2006.

Jasarevic, Eldin, Ali B. Rodgers, and Tracy L. Bale. "Alterations in the Vaginal Microbiome by Maternal Stress Are Associated with Metabolic Reprogramming of the Offspring Gut and Brain." *Endocrinology* 156 (2015): 3265–76.

———. "A Novel Role for Maternal Stress and Microbial Transmission in Early Life Programming and Neurodevelopment." *Neurobiology of Stress* 1 (2015): 81–88.

Johnson, Pieter T. J., Jacobus C. de Roode, and Andy Fenton. "Why Infectious Disease Research Needs Community Ecology." *Science* 349 (2015): 1259504.

Jouanna, Jacques. *Hippocrates.* Baltimore: Johns Hopkins University Press, 1999.

Karamanos, B., A. Thanopoulou, F. Angelico, S. Assaad-Khalil, A. Barbato, M. Del Ben, V. Dimitrijevic-Sreckovic, et al. "Nutritional Habits in the Mediterranean Basin: The Macronutrient Composition of Diet and Its Relation with the Traditional Mediterranean Diet: Multi-Centre Study of the Mediterranean Group for the Study of Diabetes (MGSD)." *European Journal of Clinical Nutrition* 56 (2002): 983–91.

Kastorini, Christina-Maria, Haralampos J. Milionis, Katherine Esposito, Dario Giugliano, John A. Goudevenos, and Demosthenes B. Panagiotakos. "The Effect of Mediterranean Diet on Metabolic Syndrome and Its Components: A Meta-Analysis of 50 Studies and 534,906 Individuals." *Journal of the American College of Cardiology* 57 (2011): 1299–1313.

Koenig, Jeremy E., Aymé Spor, Nicholas Scalfone, Ashwana D. Fricker, Jesse Stombaugh, Rob Knight, Largus T. Angenent, and Ruth E. Ley. "Succession of Microbial Consortia in the Developing Infant Gut Microbiome." *Proceedings of the National Academy of Sciences USA* 108 Suppl 1 (2011): 4578–85.

Krol, Kathleen M., Purva Rajhans, Manuela Missana, and Tobias Grossmann. "Duration of Exclusive Breastfeeding Is Associated with Differences in Infants' Brain Responses to Emotional Body Expressions." *Frontiers in Behavioral Neuroscience* 8 (2015): 459.

Le Doux, Joseph. *The Emotional Brain: The Mysterious Underpinnings of Emotional Life.* New York: Simon & Schuster, 1996.

Ley, Ruth E., Catherine A. Lozupone, Micah Hamady, Rob Knight, and Jeffrey I. Gordon. "Worlds Within Worlds: Evolution of the Vertebrate Gut Microbiota." *Nature Reviews Microbiology* 6 (2008): 776–88.

Lizot, Jacques. *Tales of the Yanomami: Daily Life in the Venezuelan Forest.* Cambridge: Cambridge University Press, 1991.

Lopez-Legarrea, Patricia, Nicholas Robert Fuller, Maria Angeles Zulet, Jose Alfredo Martinez, and Ian Douglas Caterson. "The Influence of Mediterranean, Carbohydrate and High Protein Diets on Gut Microbiota Composition in the Treatment of Obesity and Associated Inflammatory State." *Asia Pacific Journal of Clinical Nutrition* 23 (2014): 360–68.

Lyte, Mark. "The Effect of Stress on Microbial Growth." *Anima: Health Research Reviews* 15 (2014): 172–74.

Mawe, Gary M., and Jill M. Hoffman. "Serotonin Signaling in the Gut: Functions, Dysfunctions, and Therapeutic Targets." *Nature Reviews Gastroenterology and Hepatology* 10 (2013): 473–86.

Mayer, Emeran A. "Gut Feelings: The Emerging Biology of Gut-Brain Communication." *Nature Reviews Neuroscience* 12 (2011): 453–66.

———. "The Neurobiology of Stress and Gastrointestinal Disease." *Gut* 47 (2000): 861–69.

Mayer, Emeran A., and Pierre Baldi. "Can Regulatory Peptides Be Regarded as Words of a Biological Language." *American Journal of Physiology* 261 (1991): G171–84.

Mayer, Emeran A., Rob Knight, Sarkis K. Mazmanian, John F. Cryan, and Kirsten Tillisch. "Gut Microbes and the Brain: Paradigm Shift in Neuroscience." *Journal of Neuroscience* 34 (2014): 15490–6.

Mayer, Emeran A., Bruce D. Naliboff, Lin Chang, and Santosh V. Coutinho. "V. Stress and Irritable Bowel Syndrome." *American Journal of Physiology—Gastrointestinal and Liver Physiology* 280 (2001): G519–24.

Mayer, Emeran A., Bruce D. Naliboff, and A. D. Craig. "Neuroimaging of the Brain-Gut Axis: From Basic Understanding to Treatment of Functional GI disorders." *Gastroenterology* 131 (2006): 1925–42.

Mayer, Emeran A., David Padua, and Kirsten Tillisch. "Altered Brain-Gut Axis in Autism: Comorbidity or Causative Mechanisms?" *Bioessays* 36 (2014): 933–39.

Mayer, Emeran A., Kirsten Tillisch, and Arpana Gupta. "Gut/Brain Axis and the Microbiota." *Journal of Clinical Investigation* 125 (2015): 926–38.

McGovern Institute for Brain Research at MIT. "Brain Disorders by the Numbers." January 16, 2014. https: //mcgovern.mit.edu/brain-disorders/by-the-numbers#AD.

Menon, Vinod, and Luciana Q. Uddin. "Saliency, Switching, Attention and Control: A Network Model of Insula Function." *Brain Structure and Function* 214 (2010): 655–67.

Mente, Andrew, Lawrence de Koning, Harry S. Shannon, and Sonia S. Anand. "A Systematic Review of the Evidence Supporting a Causal Link Between Dietary Factors and Coronary Heart Disease." *Archives of Internal Medicine* 169 (2009): 659–69.

Moss, Michael. *Salt, Sugar, Fat.* New York: Random House, 2013.

Pacheco, Alline R., Daniela Barile, Mark A. Underwood, and David A. Mills. "The Impact of the Milk Glycobiome on the Neonate Gut Microbiota." *Annual Review of Animal Biosciences* 3 (2015): 419–45.

Panksepp, Jaak. *Affective Neuroscience. The Foundations of Human and Animal Emotions.* Oxford: Oxford University Press, 1998.

Pelletier, Amandine, Christine Barul, Catherine Féart, Catherine Helmer, Charlotte Bernard, Olivier Periot, Bixente Dilharreguy, et al. "Mediterranean Diet and Preserved Brain Structural Connectivity in Older Subjects." *Alzheimer's and Dementia* 11 (2015): 1023–31.

Pollan, Michael. *Food Rules: An Eater's Manual.* New York: Penguin Books, 2009.

Psaltopoulou, Theodora, Theodoros N. Sergentanis, Demosthenes B. Panagiotakos, Ioannis N. Sergentanis, Rena Kosti, and Nikolaos Scarmeas. "Mediterranean Diet, Stroke, Cognitive Impairment, and Depression: A Meta-Analysis." *Annals of Neurology* 74 (2013): 580–91.

Psichas, Arianna, Frank Reimann, and Fiona M. Gribble. "Gut Chemosensing Mechanisms." *Journal of Clinical Investigation* 125 (2015): 908–17.

Qin, Junjie, Ruiqiang Li, Jeroen Raes, Manimozhiyan Arumugam, Kristoffer Solvsten Burgdorf, Chaysavanh Manichanh, Trine Nielsen, et al. "A Human Gut Microbial Gene Catalogue Established by Metagenomic Sequencing." *Nature* 464 (2010): 59–65.

Queipo-Ortuno, Maria Isabel, María Boto-Ordóñez, Mora Murri, Juan Miguel Gomez-Zumaquero, Mercedes Clemente-Postigo, Ramon Estruch, Fernando Cardona Diaz, Cristina Andrés-Lacueva, and Francisco J. Tinahones. "Influence of Red Wine Polyphenols and Ethanol on the Gut Microbiota Ecology and Biochemical Biomarkers." *American Journal of Clinical Nutrition* 95 (2012): 1323–34.

Raybould, Helen E. "Gut Chemosensing: Interactions Between Gut Endocrine Cells and Visceral Afferents." *Autonomic Neuroscience* 153 (2010): 41–46.

Relman, David A. "The Human Microbiome and the Future Practice of Medicine." *Journal of the American Medical Association* 314 (2015): 1127–28.

Rook, Graham A., and Christopher A. Lowry. "The Hygiene Hypothesis and Psychiatric Disorders." *Trends in Immunology* 29 (2008): 150–58.

Rook, Graham A., Charles L. Raison, and Christopher A. Lowry. "Microbiota, Immunoregulatory Old Friends and Psychiatric Disorders." *Advances in Experimental Medicine and Biology* 817 (2014): 319–56.

Roth, Jesse, Derek LeRoith, E. S. Collier, N. R. Weaver, A. Watkinson, C. F. Cleland, and S. M. Glick. "Evolutionary Origins of Neuropeptides, Hormones, and Receptors: Possible Applications to Immunology." *Journal of Immunology* 135 Suppl (1985): 816s–819s.

Roth, Jesse, Derek LeRoith, Joseph Shiloach, James L. Rosenzweig, Maxine A. Lesniak, and Jana Havrankova. "The Evolutionary Origins of Hormones, Neurotransmitters, and Other Extracellular Chemical Messengers: Implications for Mammalian Biology." *New England Journal of Medicine* 306 (1982): 523–27.

Rutkow, Ira M. "Beaumont and St. Martin: A Blast from the Past." *Archives of Surgery* 133 (1998): 1259.

Sanchez, M. Mar, Charlotte O. Ladd, and Paul M. Plotsky. "Early Adverse Experience as a Developmental Risk Factor for Later Psychopathology: Evidence from Rodent and Primate Models." *Development and Psychopathology* 13 (2001): 419–49.

Sapolsky, Robert. "Bugs in the Brain." *Scientific American*, March 2003, 94.

Scheperjans, Filip, Velma Aho, Pedro A. B. Pereira, Kaisa Koskinen, Lars Paulin, Eero Pekkonen, Elena Haapaniemi, et al. "Gut Microbiota Are Related to Parkinson's Disease and Clinical Phenotype." *Movement Disorders* 30 (2015): 350–58.

Schnorr, Stephanie L., Marco Candela, Simone Rampelli, Manuela Centanni, Clarissa Consolandi, Giulia Basaglia, Silvia Turroni, et al. "Gut Microbiome of the Hadza Hunter-Gatherers." *Nature Communications* 5 (2014): 3654.

Schulze, Matthias B., Kurt Hoffmann, JoAnn E. Manson, Walter C. Willett, James B. Meigs, Cornelia Weikert, Christin Heidemann, Graham A. Colditz, and Frank B. Hu. "Dietary Pattern, Inflammation, and Incidence of Type 2 Diabetes in Women." *American Journal of Clinical Nutrition* 82 (2005): 675–84; quiz 714–15.

Seeley, William W., Vinod Menon, Alan F. Schatzberg, Jennifer Keller, Gary H. Glover, Heather Kenna, Allan L. Reiss, and Michael D. Greicius. "Dissociable Intrinsic Connectivity Networks for Salience Processing and Executive Control." *Journal of Neuroscience* 27 (2007): 2349–56.

Sender, Ron, Shai Fuchs, and Ron Milo. "Are We Really Vastly Outnumbered? Revisiting the Ratio of Bacterial to Host Cells in Humans." *Cell* 164 (2016): 337–340.

Shannon, Kathleen M., Ali Keshavarzian, Hemraj B. Dodiya, Shriram Jakate, and Jeffrey H. Kordower. "Is Alpha-Synuclein in the Colon a Biomarker for Premotor Parkinson's Disease? Evidence from 3 Cases." *Movement Disorders* 27 (2012): 716–19.

Spiller, Robin, and Klara Garsed. "Postinfectious Irritable Bowel Syndrome." *Gastroenterology* 136 (2009): 1979–88.

Stengel, Andreas, and Yvette Taché. "Corticotropin-Releasing Factor Signaling and Visceral Response to Stress." *Experimental Biology and Medicine (Maywood)* 235 (2010): 1168–78.

Sternini, Catia, Laura Anselmi, and Enrique Rozengurt. "Enteroendocrine Cells: A Site of 'Taste' in Gastrointestinal Chemosensing." *Current Opinion in Endocrinology, Diabetes and Obesity* 15 (2008): 73–78.

Stilling, Roman M., Seth R. Bordenstein, Timothy G. Dinan, and John F. Cryan. "Friends with Social Benefits: Host-Microbe Interactions as a Driver of Brain Evolution and Development?" *Frontiers in Cellular and Infection Microbiology* 4 (2014): 147.

Sudo, Nobuyuki, Yoichi Chida, Yuji Aiba, Junko Sonoda, Naomi Oyama, Xiao-Nian Yu, Chiharu Kubo, and Yasuhiro Koga. "Postnatal Microbial Colonization Programs the Hypothalamic-Pituitary-Adrenal System for Stress Response in Mice." *Journal of Physiology* 558 (2004): 263–75.

Suez, Jotham, Tal Korem, David Zeevi, Gili Zilberman-Schapira, Christoph A. Thaiss, Ori Maza, David Israeli, et al. "Artificial Sweeteners Induce Glucose Intolerance by Altering the Gut Microbiota." *Nature* 514 (2014): 181–86.

Taché, Yvette. "Corticotrophin-Releasing Factor 1 Activation in the Central Amygdale and Visceral Hyperalgesia." *Neurogastroenterology and Motility* 27 (2015): 1–6.

Thaler, Joshua P., Chun-Xia Yi, Ellen A. Schur, Stephan J. Guyenet, Bang H. Hwang, Marcelo O. Dietrich, Xiaolin Zhao, et al. "Obesity Is Associated with Hypothalamic Injury in Rodents and Humans." *Journal of Clinical Investigation* 122 (2012): 153–62.

Tillisch, Kirsten, Jennifer Labus, Lisa Kilpatrick, Zhiguo Jiang, Jean Stains, Bahar Ebrat, Denis Guyonnet, Sophie Legrain-Raspaud, Beatrice Trotin, Bruce Naliboff, and Emeran A. Mayer. "Consumption of Fermented Milk Product with Probiotic Modulates Brain Activity." *Gastroenterology* 144 (2013): 1394–401, 1401.e1–4.

Tomiyama, A. Janet, Mary F. Dallman, Ph.D., and Elissa S. Epel. "Comfort Food Is Comforting to Those Most Stressed: Evidence of the Chronic Stress Response Network in High Stress Women." *Psychoneuroendocrinology* 36 (2011): 1513–19.

Truelove, Sidney C. "Movements of the Large Intestine." *Physiological Reviews* 46 (1966): 457–512.

Trust for America's Health Foundation and Robert Wood Johnson Foundation. "Obesity Rates and Trends: Adult Obesity in the US." http: //state ofobesity.org/rates/ (accessed September 2015)

Ursell, Luke K., Henry J. Haiser, Will Van Treuren, Neha Garg, Lavanya Reddivari, Jairam Vanamala, Pieter C. Dorrestein, Peter J. Turnbaugh, and Rob Knight. "The Intestinal Metabolome: An Intersection Between Microbiota and Host." *Gastroenterology* 146 (2014): 1470–76.

Vals-Pedret, Cinta, Aleix Sala-Vila, DPharm, Mercè Serra-Mir, Dolores Corella, DPharm, Rafael de la Torre, Miguel Ángel Martínez-González, Elena H. Martínez-Lapiscina, et al. "Mediterranean Diet and Age-Related Cognitive Decline: A Randomized Clinical Trial." *Journal of the American Medical Association Internal Medicine* 175 (2015): 1094–1103.

Van Oudenhove, Lukas, Shane McKie, Daniel Lassman, Bilal Uddin, Peter Paine, Steven Coen, Lloyd Gregory, Jan Tack, and Qasim Aziz. "Fatty Acid–Induced Gut-Brain Signaling Attenuates Neural and Behavioral Effects of Sad Emotion in Humans." *Journal of Clinical Investigation* 121 (2011): 3094–99.

Volkow, Nora D., Gene-Jack Wangc, Dardo Tomasib, and Ruben D. Balera. "The Addictive Dimensionality of Obesity." *Biological Psychiatry* 73 (2013): 811–18.

Walsh, John H. "Gastrin (First of Two Parts)." *New England Journal of Medicine* 292 (1975): 1324–34.

———. "Peptides as Regulators of Gastric Acid Secretion." *Annual Review of Physiology* 50 (1998): 41–63.

Weltens, N., D. Zhao, and Lukas Van Oudenhove. "Where is the Comfort in Comfort Foods? Mechanisms Linking Fat Signaling, Reward, and Emotion." *Neurogastroenterology and Motility* 26 (2014): 303–15.

Wu, Gary D., Jun Chen, Christian Hoffmann, Kyle Bittinger, Ying-Yu Chen, Sue A. Keilbaugh, Meenakshi Bewtra, et al. "Linking Long-Term Dietary Patterns with Gut Microbial Enterotypes." *Science* 334 (2011): 105–8.

Wu, Gary D., Charlene Compher, Eric Z. Chen, Sarah A. Smith, Rachana D. Shah, Kyle Bittinger, Christel Chehoud, et al. "Comparative Metabolomics in Vegans and Omnivores Reveal Constraints on Diet-Dependent Gut Microbiota Metabolite Production." *Gut* 65 (2016): 63–72.

Yano, Jessica M., Kristie Yu, Gregory P. Donaldson, Gauri G. Shastri, Phoebe Ann, Liang Ma, Cathryn R. Nagler, Rustem F. Ismagilov, Sarkis K. Mazmanian, and Elaine Y. Hsiao. "Indigenous Bacteria from the Gut Microbiota Regulate Host Serotonin Biosynthesis." *Cell* 161 (2015): 264–76.

Yatsunenko, Tanya, Federico E. Rey, Mark J. Manary, Indi Trehan, Maria Gloria Dominguez-Bello, Monica Contreras, Magda Magris, et al. "Human Gut Microbiome Viewed Across Age and Geography." *Nature* 486 (2012): 222–27.

Zeevi, David, Tal Korem, Niv Zmora, David Israeli, Daphna Rothschild, Adina Weinberger, Orly Ben-Yacov, et al. "Personalized Nutrition by Prediction of Glycemic Responses." *Cell* 163 (2015): 1079–94.

正念冥想

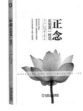

《正念：此刻是一枝花》

作者：[美] 乔恩·卡巴金 译者：王俊兰

本书是乔恩·卡巴金博士在科学研究多年后，对一般大众介绍如何在日常生活中运用正念，作为自我疗愈的方法和原则，深入浅出，真挚感人。本书对所有想重拾生命瞬息的人士、欲解除生活高压紧张的读者，皆深具参考价值。

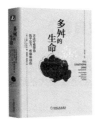

《多舛的生命：正念疗愈帮你抚平压力、疼痛和创伤（原书第2版）》

作者：[美] 乔恩·卡巴金 译者：童慧琦 高旭滨

本书是正念减压疗法创始人乔恩·卡巴金的经典著作。它详细阐述了八周正念减压课程的方方面面及其在健保、医学、心理学、神经科学等领域中的应用。正念既可以作为一种正式的心身练习，也可以作为一种觉醒的生活之道，让我们可以持续一生地学习、成长、疗愈和转化。

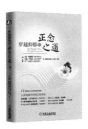

《穿越抑郁的正念之道》

作者：[美] 马克·威廉姆斯 等 译者：童慧琦 张娜

正念认知疗法，融合了东方禅修冥想传统和现代认知疗法的精髓，不但简单易行，适合自助，而且其改善抑郁情绪的有效性也获得了科学证明。它不但是一种有效应对负面事件和情绪的全新方法，也会改变你看待眼前世界的方式，彻底焕新你的精神状态和生活面貌。

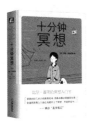

《十分钟冥想》

作者：[英] 安迪·普迪科姆 译者：王俊兰 王彦又

比尔·盖茨的冥想入门书；《原则》作者瑞·达利欧推崇冥想；远读重洋孙思远、正念老师清流共同推荐；苹果、谷歌、英特尔均为员工提供冥想课程。

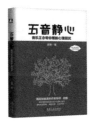

《五音静心：音乐正念帮你摆脱心理困扰》

作者：武麟

本书的音乐正念静心练习都是基于碎片化时间的练习，你可以随时随地进行。另外，本书特别附赠作者新近创作的"静心系列"专辑，以辅助读者进行静心练习。

更多>>> 《正念癌症康复》 作者：[美] 琳达·卡尔森 迈克尔·斯佩卡

抑郁 & 焦虑

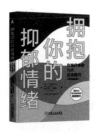

《拥抱你的抑郁情绪：自我疗愈的九大正念技巧（原书第2版）》

作者：[美] 柯克·D.斯特罗萨尔 帕特里夏·J.罗宾逊 译者：徐守森 宗焱 祝卓宏 等

美国行为和认知疗法协会推荐图书
两位作者均为拥有近30年抑郁康复工作经验的国际知名专家

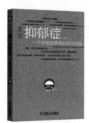

《走出抑郁症：一个抑郁症患者的成功自救》

作者：王宇

本书从曾经的患者及现在的心理咨询师两个身份与角度撰写，希望能够给绝望中的你一点希望，给无助的你一点力量，能做到这一点是我最大的欣慰。

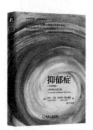

《抑郁症（原书第2版）》

作者：[美] 阿伦·贝克 布拉德 A.奥尔福德 译者：杨芳 等

40多年前，阿伦·贝克这本开创性的《抑郁症》第一版问世，首次从临床、心理学、理论和实证研究、治疗等各个角度，全面而深刻地总结了抑郁症。时隔40多年后本书首度更新再版，除了保留第一版中仍然适用的各种理论，更增强了关于认知障碍和认知治疗的内容。

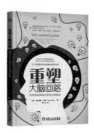

《重塑大脑回路：如何借助神经科学走出抑郁症》

作者：[美] 亚历克斯·科布 译者：周涛

神经科学家亚历克斯·科布在本书中通俗易懂地讲解了大脑如何导致抑郁症，并提供了大量简单有效的生活实用方法，帮助受到抑郁困扰的读者改善情绪，重新找回生活的美好和活力。本书基于新近的神经科学研究，提供了许多简单的技巧，你可以每天"重新连接"自己的大脑，创建一种更快乐、更健康的良性循环。

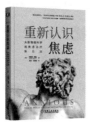

《重新认识焦虑：从新情绪科学到焦虑治疗新方法》

作者：[美] 约瑟夫·勒杜 译者：张晶 刘睿哲

焦虑到底从何而来？是否有更好的心理疗法来缓解焦虑？世界知名脑科学家约瑟夫·勒杜带我们重新认识焦虑情绪。诺贝尔奖得主坎德尔推荐，荣获美国心理学会威廉·詹姆斯图书奖。

更多>>>

《焦虑的智慧：担忧和侵入式思维如何帮助我们疗愈》 作者：[美] 谢丽尔·保罗
《丘吉尔的黑狗：抑郁症以及人类深层心理现象的分析》 作者：[英] 安东尼·斯托尔
《抑郁是因为我想太多吗：元认知疗法自助手册》 作者：[丹] 皮亚·卡列森